Prof. Hademar Bankhofer

Lebenselixier
LECITHIN

Prof. Hademar Bankhofer

Lebenselixier LECITHIN

Die faszinierende Wirkung
eines hochwertigen Naturstoffes
für ein gesundes Leben
mit mehr körperlicher und geistiger Vitalität

Die Ergebnisse neuester Forschungen

Kneipp-Verlag Leoben · Wien · Bad Wörishofen · Stuttgart

ISBN 3-901794-05-0

Autor: Prof. Hademar Bankhofer.

Layout, technische Bearbeitung:
Verlag des Österreichischen Kneippbundes Ges. m. b. H., Kunigundenweg 10, A-8700 Leoben,
Tel. 0 38 42 / 24 0 94, Fax 0 38 42 / 21 7 18 - 32.

Bilder: PiX, Buenos Dias, Begsteiger.

Druck: Obersteirische Druckerei, A-8700 Leoben.

1. Auflage

Leoben, Oktober 1997

Inhalt

Das Multi-Talent unter den Naturstoffen

Ein Vorwort

Vielen von uns wird mehr und mehr bewusst: Jeder kann viel dazu beitragen, dass er möglichst lange gesund bleibt und im Falle einer Erkrankung oder einer Befindlichkeitsstörung schnell wieder gesund wird. Eines ist dafür wichtig: Dass man seinen Körper kennt und beobachtet, dass man aber auch über neue Erkenntnisse der Medizin und der Naturheilkunde informiert ist. Nur dann kann man wissen, wann und wie man optimal etwas tun kann.

Setzen Sie sich einmal in aller Ruhe hin und denken Sie mit mir gemeinsam nach. Es gibt so viele alltägliche Situationen in unserem Leben, in denen wir erkennen, dass es notwendig ist, etwas für die geistige, seelische und körperliche Gesundheit zu tun. Und es gibt so viele typische Symptome für alltägliche Beschwerden oder gesundheitliche Unstimmigkeiten, die man selbst wieder in den Griff bekommen kann. Ich habe ein paar Beispiele vorbereitet.

Beispiel Nr. 1:

Ganz ehrlich: Wissen Sie, wann John F. Kennedy ermordet wurde? Haben Sie noch den Vornamen des Dirigenten von Karajan im Kopf? Können Sie sich noch an die Namen ihrer nettesten Schulfreunde erinnern?

Oder etwas noch viel Persönlicheres: Wissen Sie, in welchem Jahr und an welchem Wochentag Sie geheiratet haben?

Manche von uns wissen die Antwort wie aus der Pistole geschossen. Andere wieder müssen länger nachdenken und sagen dann die Antwort. Und wieder andere erinnern sich absolut nicht. Das ist keine Katastrophe. Ganz ehrlich: Wir wissen doch im Alltag oft nicht, wo wir unsere Schlüssel hingelegt haben, wie die Telefonnummer eines lieben Bekannten lautet.

Wenn Ihnen das passiert: Keine Panik. Das ist keinesfalls ein Beweis fürs Altwerden. Solche Ausfälle haben auch schon junge Menschen. Zum Teil hängt es damit zusammen, dass wir alle überfordert sind, viel zu viele Informationen bekommen. Man kann einiges gegen Vergesslichkeit und Konzentrationsstörungen unternehmen.

In der Medizin werden heutzutage die Extrakte aus dem Ginkgo-Baum ebenso eingesetzt wie Mineralstoffe und Spurenelemente.

Beispiel Nr. 2:

Umweltgifte und Schadstoffe, Medikamente und Alkohol belasten unsere Leber. Sie ist die Entgiftungszentrale für unseren Organismus. Speziell in unserer modernen Zeit ist sie sehr gefährdet. Es gibt viele Möglichkeiten, der Leber etwas Gutes zu tun, ihr Kraft zu geben: mit Mariendisteltee, mit Artischockensaft und viele anderen Substanzen.

Beispiel Nr. 3:

Frühzeitiges Altern und viele altersbedingte Erkrankungen sind auf eine verhängnisvolle Entwicklung im menschlichen

Organismus zurückzuführen: Es ist die Arterienverkalkung, in der Medizin Arteriosklerose genannt. Es ist die uralte Frage der Menschheit: Was können wir tun, um diese Verengung der Gefäße zu bremsen? Da gibt es wieder viele Möglichkeiten: körperliche Bewegung, gesunde Ernährung, Knoblauch, Zwiebel, Bärlauch, grüner Tee.

Beispiel Nr. 3:

Nach wie vor stirbt in unseren Regionen jeder Zweite frühzeitig an einer Herz-Kreislauf-Erkrankung. Das hängt zum Teil mit den zu hohen Cholesterin-Werten zusammen. Man kann diese Blutfettwerte unter Kontrolle halten: wieder mit regelmäßiger körperlicher Bewegung, mit der sparsamen Verwendung tierischer Fette in der täglichen Ernährung, dafür mit viel Obst und Gemüse. Ballaststoffe, Knoblauch, Artischocken-Extrakt und vieles mehr können helfen, die Blutfettwerte zu senken.

Beispiel Nr. 4:

Viele von uns kommen von gewissen »Alltagssünden« nicht los: Nikotin, Alkohol, zu viel Bohnenkaffee.

Da macht man sich so seine Gedanken: Kann man zumindest ein wenig gegensteuern, den gesundheitsschädlichen Genuss entschärfen?
In diese Richtung wurden schon viele Untersuchungen angestellt: Der Raucher sollte 3-mal so viel Vitamin C zu sich nehmen, weil das Nikotin das Vitamin C im Körper zerstört und damit die Immunkraft schwächt.

Wer Alkohol trinkt, sollte immer darauf achten, dass er genügend Magnesium zuführt. Und der Kaffeetrinker sollte seinen Kaffee durch einen Filter laufen lassen.

Beispiel Nr. 5:

Egal ob alt oder jung: In unserer hektischen Zeit sind unsere Nerven oft sehr strapaziert. Viele, die morgens aus dem Haus gehen und vielen Verpflichtungen nachgehen müssen, haben den Wunsch nach einem »Zaubermittel«, das die Nerven stark macht. Auch da gibt es wieder viele Möglichkeiten. Der eine schwört auf Baldrian, der andere auf Lavendel, der Dritte sucht nach Nahrungsmitteln, die reich an Vitamin B1 sind. Wieder ein anderer verzehrt Bananen.

Beispiel Nr. 6:

So mancher Mann hat Probleme mit der Sexualität. Es klappt nicht immer so, wie er sich das vorstellt. Es gibt Pannen, Misserfolge. Wenn es sich nicht um ein tief greifendes seelisches Problem handelt, wenn nicht ein organischer Schaden vorliegt, dann kann man durch verschiedene Naturprodukte Hilfe und Unterstützung finden. Es gibt keine »Liebesmittel«, wie es sich mancher wünschen würde. Doch man kann sich Liebeskraft aus der Natur holen. Die einen haben Erfolg mit Sellerie, andere mit Petersilie. Man liest vom stimulierenden Saft der Ananas. Die Liste der geheimen Tipps ist unendlich groß.

Beispiel Nr. 7:

Viele Menschen haben – oft bedingt durch eine unvernünftige Ernährung – Probleme mit der Galle. Auch da gibt es zur Vorbeugung und Behandlung natürliche Maßnahmen: Rettichsaft, Löwenzahn, heiße Wickel.
Sieben Beispiele – zahllose einzelne Maßnahmen für die Gesundheit. Geht es Ihnen auch so? Wenn Sie mehrere gesundheitliche Probleme haben und viele von vornherein verhindern

wollen und all diese Tipps hören, dann wird Ihnen plötzlich bewusst: Wenn ich jetzt all die verschiedenen Rezepte anwenden muss, dann bleibt mir keine Zeit mehr für Arbeit und Freizeit. Das schaffe ich ja gar nicht. Da komme ich in einen Therapiestress. Davon werde ich ja erst recht krank.

Insgeheim beginnt man zu träumen: Vergesslichkeit, Konzentrationsschwierigkeiten, Nervosität, zu hohe Cholesterinwerte, Arterienverkalkung, Gallenprobleme, Leberbelastung, Sexualstörungen, Herz-Kreislauf-Erkrankungen, eigentlich wäre es wichtig, dass es gegen all diese Probleme nicht zahllose verschiedene Wirkstoffe gibt, sondern eine einzige Substanz.

Sehen Sie: Es gibt diese einzige Substanz, die so vieles kann. Ihr Name: Lecithin. Es ist eine Substanz, die man als Mittelpunkt des menschlichen Lebens bezeichnen kann. Denn es gibt keine Zellstrukturen, keine Zellfunktionen im menschlichen Organismus ohne Lecithin. Es ist eine lebensnotwendige Substanz, die nahezu in alle unsere Funktionen eingreift.

Darum habe ich dieses Buch geschrieben. Ich glaube, wir alle müssten uns viel mehr mit Lecithin befassen, sollten viel mehr darüber wissen. Lassen Sie sich von mir in die Welt des Lecithins führen, und nützen Sie vieles, was Sie dabei erfahren, für Ihre persönliche Gesundheit.

Herzlichst

Ihr

Prof. Hademar Bankhofer

I.

Alt bewährt – neu erforscht: das Lebenselixier Lecithin

Die Forschung begann mit einem Ei

Man schreibt das Jahr 1846. Ein Jahr voller Ereignisse, die uns auch heute noch interessieren. Die englische liberale Tageszeitung »Daily News« wird gegründet. Herausgeber ist der Schriftsteller Charles Dickens.

In Berlin wird die »Concessionierte Berliner Omnibus Compagnie« gegründet und beginnt sofort mit ihrer Arbeit. Es fährt der erste Omnibus, allerdings anders, als wir es uns vorstellen. Er wird von Pferden gezogen. Carl Zeiss gründet in Jena die Zeiss-Werke zur Herstellung von optischen Gläsern. Der Planet Neptun – von Wissenschaftler Leverrier vorausberechnet – wird von Galle in Berlin entdeckt. Die erste Doppelstich-Nähmaschine kommt auf den Markt. Die Oper »Der Waffenschmied« von Lortzing wird zum ersten Mal aufgeführt. Mendelssohn Bartholdy vollendet sein Oratorium »Elias«. Dostojewskis Roman »Der Doppelgänger« erscheint auf dem Buchmarkt.

In diesem Jahr sitzt in einem Vorort von Paris ganz in der Nähe eines Bauernhofes der französische Wissenschaftler und Chemiker Prof. Dr. Maurice Gobley auf einer Bank und lässt die Frühlingslandschaft auf sich einwirken. Er sucht immer wieder die Stille der Natur, wenngleich er ohne den Großstadttrubel von Paris nicht leben kann.

An diesem Tag hat er ein vollkommen alltägliches, ja banales Erlebnis. Er beobachtet, wie eine Bauersfrau mit ihrer 5-jährigen Tochter des Weges kommt und an ihm vorbeigeht. Als sich die beiden auf seiner Höhe befinden, hört er ihr Gespräch.

Die Bauersfrau trägt einen Korb mit Eiern. Das Mädchen hält ein einziges Ei in ihren zarten, kleinen Händchen.

Als das Mädchen stolpert, meint die Mutter: »Sei vorsichtig, dass das Ei nicht zu Boden fällt. Es zerbricht und ist kaputt!«

Die Kleine bleibt stehen und sagt: »Du hast doch ohnehin noch so viele Eier im Korb. Dann nehme ich mir eben ein anderes.« Das Gesicht der Bäuerin wird ernst: »Jedes Ei für sich ist ein wertvolles Nahrungsmittel, das uns Menschen Kraft gibt.« Darauf will das Mädchen in seiner kindlichen Neugierde wissen: »Warum ist das Ei so wertvoll?« Die Bauersfrau erklärt es ihr: »Wenn wir das Ei nicht essen, dann wird daraus ein neues Huhn oder ein Hahn. Das Ei ist die Kraft für neues Leben. Das solltest du niemals vergessen.« Das Kind nickt und hält sein Ei noch sorgsamer. Die beiden gehen weiter.

Maurice Gobley aber sitzt da und hat plötzlich all seine Sinne angespannt. Wie in Trance spricht er die Worte der Bauersfrau leise vor sich her: »Das Ei ist die Kraft für ein neues Leben. Das solltest du niemals vergessen!«

Es hat einen speziellen Grund, warum diese Begegnung den französischen Wissenschaftler so beeindruckt. Er befasst sich seit längerer Zeit mit dem Ursprung des Lebens. Die einfache Bauersfrau hat ihn auf eine neue Spur gebracht, hat ihm eine neue Idee für seine Forschungen gegeben.

Mit einer schwunghaften Bewegung erhebt sich der Mann mit dem Oberlippenbärtchen von der Bank und geht eilenden Schrittes dahin. Dabei murmelt er immer wieder vor sich hin: »Ganz genau: Nur im Ei kann man den Ursprung des Lebens finden!«

Am nächsten Tag ist Maurice Gobley mit einer Kutsche bereits wieder nach Paris unterwegs. Er weiß jetzt, was er als nächstes in seinem Labor zu tun hat. Er will sich voll und ganz dem Ei und den Substanzen widmen, die sich in diesem kleinen Wunder der Natur befinden.

Das Eigelb wird zum »Taufpaten«

Ein verregneter Tag liegt über Paris. Man schreibt das Jahr 1847. Algerien wird von Frankreich unterworfen. Charles Dickens veröffentlicht seine »Weihnachtsgeschichten«. Der Nervenarzt Dr. Heinrich Hoffmann bringt die erste Auflage seines Buches »Struwwelpeter« heraus, das noch heute viele Kinder mit Interesse lesen. Der deutsche Komponist Felix Mendelssohn Bartholdy stirbt. Die italienische Oper »Macbeth« von Verdi wird uraufgeführt. Berlioz vollendet sein Oratorium »Faust Verdammnis«.

Der Amerikaner Thomas Alva Edison, der Erfinder der Glühlampe, wird geboren. Der Fleischextrakt zur Herstellung von Suppenwürfeln wird erfunden. Der Arzt Dr. Ignaz Philipp Semmelweis entdeckt das Leichengift als eine Ursache des Kindbettfiebers und führt als Vorbeugungsmaßnahme die Chlorwaschungen der Ärzte ein. In England wird von Dr. Simpson die erste Narkose mit Chloroform durchgeführt. Die Elektrofirma Siemens & Halske wird gegründet. Die Dampfschifffahrts-Linien Bremen – New York sowie Hamburg – New York werden eröffnet. In England wird gesetzlich der 10-Stunden-Arbeitstag als große Errungenschaft eingeführt.

Seit Tagen verbringt der französische Wissenschaftler Prof. Dr. Maurice Gobley mit seinem Assistenten an der Universität Paris seine Zeit vor einigen Spezialmikroskopen und vor einer Reihe mit geheimnisvollen Glasröhrchen.

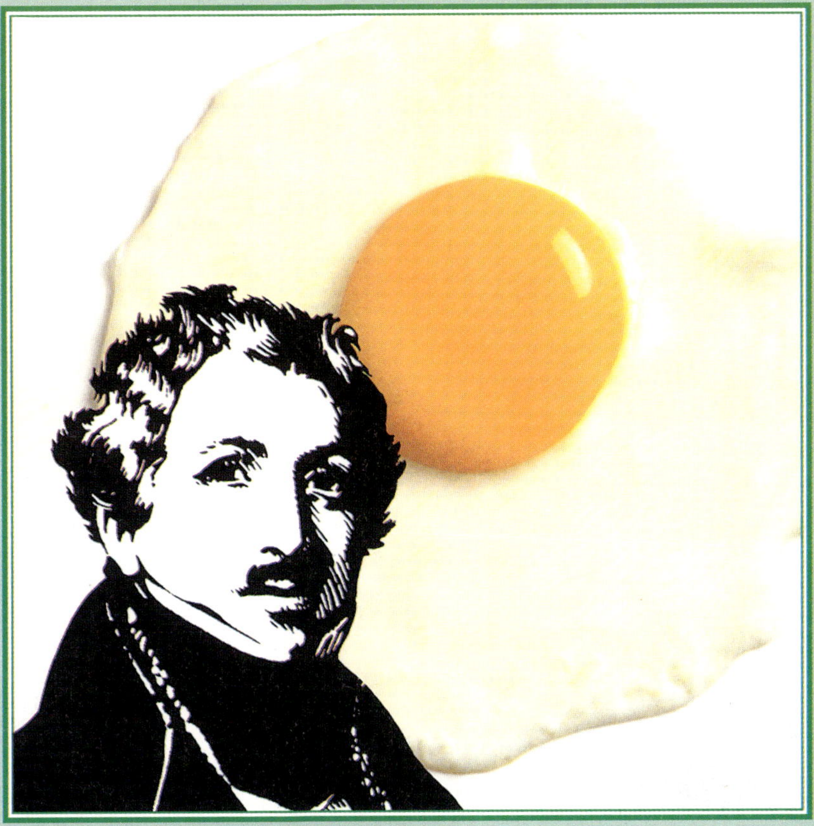

Prof. Gobley
lenkte seine Forschungen
nach dem Ursprung des Lebens
auf das Ei – und fand Lecithin.
Lesen Sie auf Seite 16 f.

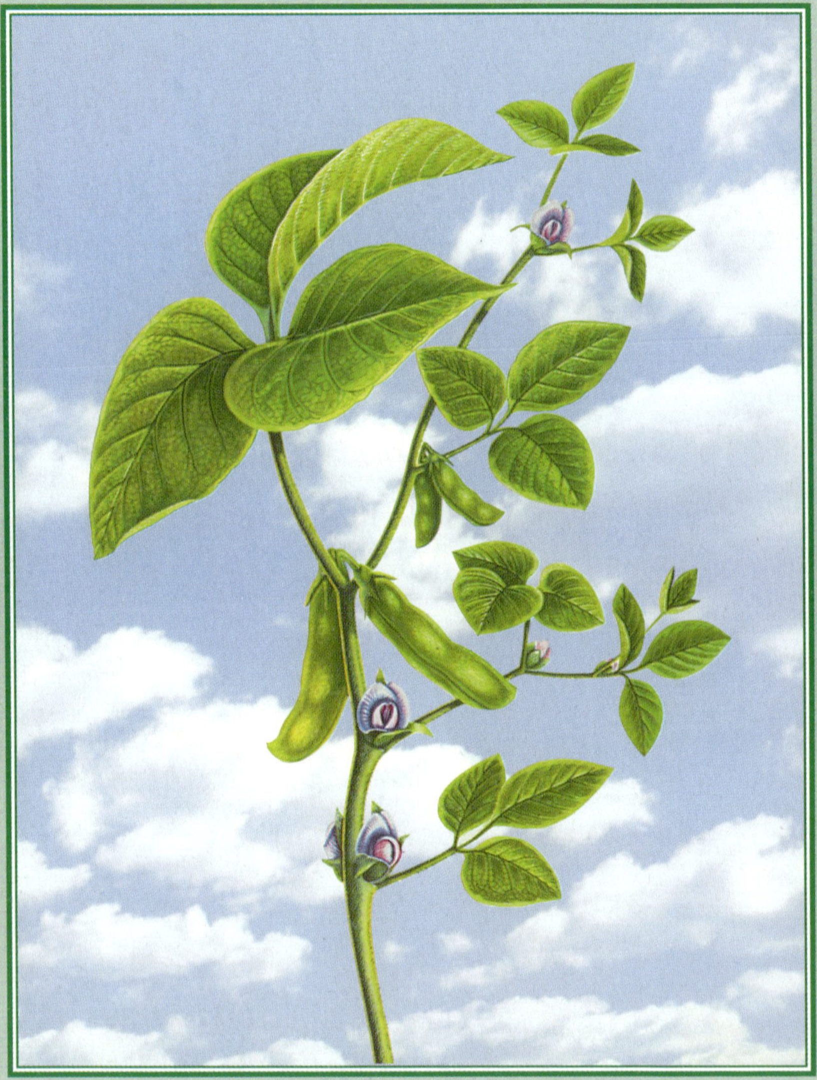

Die in China seit Jahrtausenden hochgeschätzte Sojapflanze wird in Europa zur »Königin des Lecithins«.
Lesen Sie auf Seite 19 f.

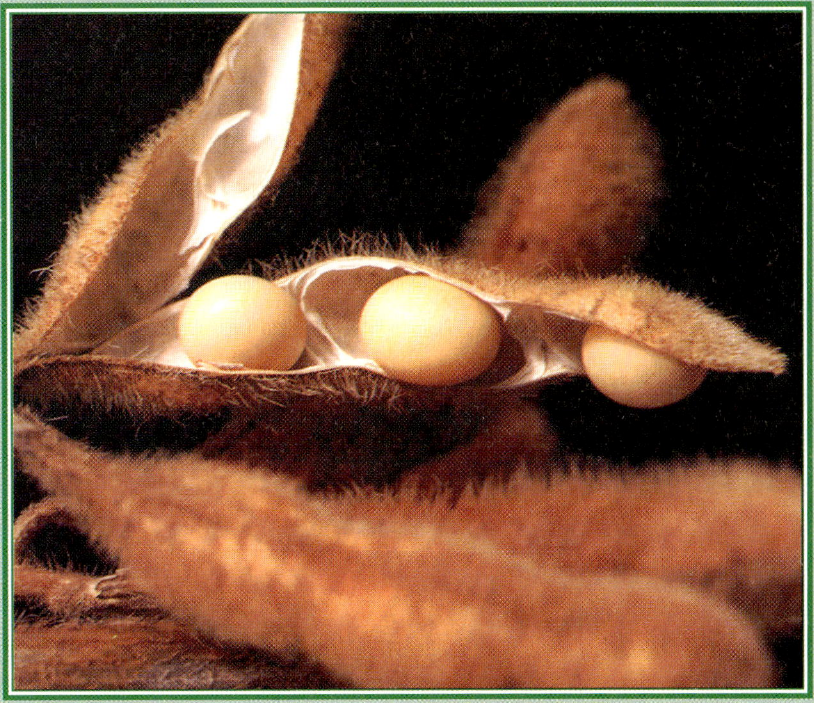

In 1 Kilogramm
Sojabohnen ist genauso viel Eiweiß
enthalten wie in 4 Litern Milch
oder 18 Hühnereiern.
Lesen Sie auf Seite 20,
wie wertvoll die Sojabohne
für uns ist!

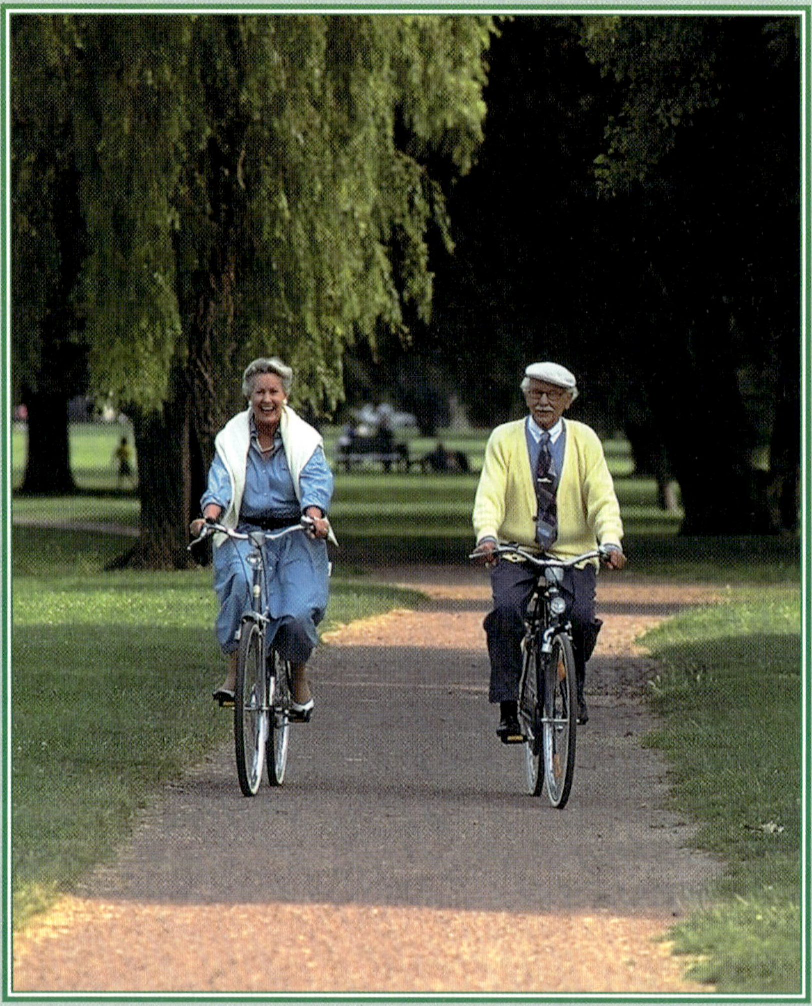

*Das Multi-Talent Lecithin
hilft nicht nur
älteren Menschen
sportlich und aktiv zu bleiben.
Lesen Sie auf Seite 45.*

Und dann hat er gefunden, was er gesucht hat. »Ich hatte von Anfang an die richtige Vermutung!«, jubelt er und umarmt seinen Mitarbeiter.

Er hat fast ein Jahr nicht nur zahllose menschliche Gewebestrukturen analysiert und untersucht, wie nie jemand zuvor. Er hat parallel das Ei in all seine einzelnen Bestandteile zerlegt. Und nun weiß er es ganz genau: Das Geheimnis, nach dem er fieberhaft gesucht hat, ist im Eigelb enthalten.

Maurice Gobley erklärt seinem Assistenten: »Wir haben die Ursubstanz für die Lebenskraft gefunden. Es ist ein Stoff, der in nahezu allen menschlichen Gewebeteilen zu finden ist. Ganz besonders aber in der Leber, im Gehirn, in der Lunge, im Herz und im Muskelgewebe, aber auch in den Hoden des Mannes. Dieser Stoff ist auch in großen Mengen im Eigelb enthalten (nämlich 10 Prozent). Ein Irrtum ist ausgeschlossen. Wir haben eine entscheidende Entdeckung gemacht.« »Und was bedeutet das?«, fragt der Assistent.

Prof. Dr. Gobley antwortet: »Sicher werden das erst andere Generationen lange nach uns vollständig erforschen. Aber jetzt kann man bereits mit Sicherheit sagen: Diese Substanz, die wir da im Eigelb geortet haben, hat eine zentrale Aufgabe im menschlichen Organismus. Es ist eine Art Lebenselixier, das in viele chemische Prozesse des Lebens eingreift. Es ist eine lebenswichtige Substanz, ohne die im Körper praktisch nichts funktionieren kann. Und daher hat dieser Naturstoff für die Gesundheit und für das Leben große Bedeutung.«

Die Untersuchungen und Analysen Prof. Dr. Gobleys sind damit noch lange nicht abgeschlossen. Er geht mit seiner Entdeckung vorerst nicht an die Öffentlichkeit. Erst im Jahr 1850 legt er seine Studien in der anerkannten französischen medizinischen Zeitschrift »Journal de Pharmacie et de Chimie« vor. Er berichtet im Detail von seiner Entdeckung und gibt der lebenswichtigen Substanz ihren Namen.

Wortwörtlich heißt es in der medizinischen Schrift: »Ich schlage vor, dieser wertvollen Substanz den Namen Lecithin zu geben. Ich habe diesen Namen von dem griechischen Wort Lekithos abgeleitet. Lekithos heißt: Eigelb. Der Name ist gerecht, weil man diese Substanz in großen Mengen im Eigelb antrifft.«

Die Kunde von der lebenswichtigen Substanz Lecithin, welche der Schlüssel für so viele Lebensfunktionen sein soll, verbreitet sich in Fachkreisen sehr rasch. Die Überlegung ist logisch: Der menschliche Organismus benötigt an so vielen Stellen Lecithin. Es kann immer wieder Lecithin-Mangel auftreten. In diesem Fall ist es sinnvoll und der Gesundheit förderlich, wenn man Lecithin zuführt. Die Überlegung von Prof. Dr. Gobley: Man gewinnt Lecithin aus dem Eigelb und nimmt es ein.

Zu diesem Zeitpunkt sind alle, die sich mit diesem Thema befassen, überzeugt: Das Eigelb ist der einzige Lecithin-Lieferant. Es wird für die Herstellung von Lecithin immer große Bedeutung haben. Doch es kommt anders. Viel später entdecken Biochemiker nämlich: Es gibt ein Naturprodukt, in dem sich noch viel hochwertigeres Lecithin befindet, das obendrein leichter und billiger zu gewinnen ist.

Vorerst aber ist das Hühnerei tatsächlich der einzige und erste Rohstoff zur Gewinnung von Lecithin. Heute wird nur noch ein geringer Teil aus dem Eigelb des Hühnereis hergestellt. Dieses Lecithin findet aber nur spezielle Verwendung. Es wird bei der Herstellung von intravenösen Fettlösungen eingesetzt. Im Eigelb sind rund 50 Prozent Wasser enthalten. Die Trockensubstanz besteht aus einem Drittel Eiweiß und aus zwei Dritteln Fett. Und dieses Fett wieder besteht zu 30 Prozent aus Lecithin und zu 5 Prozent aus Cholesterin. Alles Übrige sind Triglyzeride. Man kann aus ernährungswissenschaftlicher Sicht sagen: Das frische Eigelb enthält 10 Prozent Lecithin.

Dieser hohe Lecithin-Anteil ist die Erklärung für die enorme Emulgier-Eigenschaft des Eigelbs. Deshalb kann es Wasser und

Fett zu einer flüssigen, cremigen Verbindung vereinen. Alle Versuche in der Lebensmittelforschung, das nachzumachen, sind gescheitert.
Daher ist das Ei zum Beispiel aus der Küche zur Zubereitung vieler Speisen nicht wegzudenken. Nur das Ei hilft uns, dass Soßen, Mayonnaisen, viele Desserts und Backwaren so wunderbar gelingen.

Eines aber war der Biochemie und der Ernährungswissenschaft bald klar: Zur Herstellung von Lecithin in großem Stil eignete sich das Ei nicht. Daher begann das Lecithin im Grunde genommen erst seinen Siegeszug um die Welt, als man die ideale Quelle für diese großartige Substanz gefunden hatte. Und das war die Sojabohne.

Die »Kuh des Ostens« wird zur »Königin des Lecithins«

Die Geschichte der Sojabohne ist uralt. Sie wurde bereits vor 5000 Jahren in China unter dem legendären Kaiser Sheng-Nung angebaut. Man zählte die Sojabohne damals zu den wichtigsten Nahrungsmitteln wie Gerste, Hirse, Weizen und natürlich Reis. Das Aussäen der Sojabohnen war jedes Jahr ein großes Fest für die Bevölkerung. Der Kaiser ging selbst übers Feld und half beim Anbau mit.

Aus China kam die Sojabohne dann zuerst nach Japan. Dort herrschte Hungersnot. Japanische Mönche bauten sie an und retteten damit vielen Menschen das Leben.

Erst in Japan wurden spezielle Verarbeitungsformen von Soja entdeckt: etwa die Soja-Soße oder der Soja-Quark, den wir als Tofu kennen. Anfang des 18. Jahrhunderts wurde die Sojabohne von dem deutschen Botaniker Engelbert Kaempfer aus

Japan nach Europa gebracht. Die ersten Anbauversuche gab es in Frankreich. Zur gleichen Zeit wurde die Sojabohne auch in die USA eingeführt. Doch dort hatte die Feldfrucht vorerst keine besondere Bedeutung.

Sehr bald erkannten Ernährungsexperten, dass die Sojabohne durch ihren hohen Gehalt an hochwertigem Eiweiß ein idealer Fleischersatz ist. In Asien zeigte das die Praxis.

Daher erhielt die Sojabohne auch die Bezeichnung »die Kuh des Ostens« oder »das Fleisch, das auf Sträuchern wächst«. Vermutlich wird Soja mehr und mehr helfen, den Hunger in der Welt zu lindern. Außerdem wenden sich viele Menschen auch bei uns immer mehr vom Fleisch ab, weil sie durch Fleischskandale – wie etwa die Vertuschung der BSE-Seuche – verunsichert sind.
Das ist die Erklärung, warum Soja in der Küche immer attraktiver wird.

Was macht nun die Sojabohne so wertvoll? Sie enthält etwa 35 Prozent hochwertiges, leicht verdauliches Eiweiß.
Zum Vergleich: Fleisch enthält nur 15 bis 20 Prozent. Das Wesentliche für unsere Zeit, in der großer Wert auf gesunde Ernährung gelegt wird: Soja ist cholesterinfrei. Aber auch sonst ist die Sojabohne ein Füllhorn lebenswichtiger Inhaltsstoffe: Magnesium, Kalzium, Eisen, Selen, Folsäure. Wir finden in der Sojabohne das Vitamin A, sämtliche Vitamine der Gruppe B, weiters Flavonoide, Pektin und Saponine.

Wie wertvoll Soja ist, wird klar, wenn man Vergleiche mit anderen Lebensmitteln anstellt. In 1 Kilogramm Sojabohnen ist genauso viel Eiweiß enthalten wie in 4 Litern Milch und 18 Hühnereiern.
Soja ist reich an wertvollen, mehrfach ungesättigten Fettsäuren, darunter Linolsäure und Linolensäure und daher besonders empfehlenswert, wenn man erhöhte Blutfettwerte oder einen erhöhten Cholesterinspiegel hat.

Allerdings: In der täglichen Ernährung ist die Sojabohne für viele Menschen nicht ideal. Viele vertragen sie nicht und bekommen Blähungen. Sie ersetzt auch nicht vollkommen das Fleisch, weil einige Eiweißbausteine fehlen, wie etwa das Methionin.

Wenn es um die Gesundheit geht, liegt zweifelsohne der Hauptwert der Sojabohne im extrem hohen Gehalt an Lecithin. Verglichen mit anderen Naturprodukten findet man in der Sojabohne ein besonders hochwertiges Lecithin, das vom menschlichen Organismus schnell und leicht aufgenommen und verarbeitet wird. Natürlich gibt es auch andere Lebensmittel, die interessante Mengen an Lecithin enthalten. Dazu gehören: Weizenkeime, Erdnüsse, Kalbsleber, Linsen, Erbsen, Raps und Sonnenblumenkerne. Doch keines dieser Produkte kommt an die Sojabohne heran. Das ist der Grund, warum man heute die Sojabohne die »Königin des Lecithins« nennt. Das ist auch die Erklärung dafür, dass heute alljährlich weltweit 90 Millionen Tonnen Soja geerntet werden. Soja ist einfach wichtig für unsere Gesundheit.

Bis es allerdings so weit war, dass die Sojabohne zur Spitzenlieferantin von Lecithin wurde, musste zuerst noch eine weitere weltweite Entdeckung für die Ernährung gemacht werden.

Napoleons Butterersatz für die Soldaten

Man schreibt das Jahr 1869. Mahatma Gandhi, der spätere Führer der indischen Unabhängigkeitsbewegung, wird geboren. Tolstois historischer Roman »Krieg und Frieden« erscheint als Buch. Jules Vernes utopische Erzählung »20.000 Meilen unter dem Meer« erregt Aufsehen und wird heiß diskutiert. Der französische Komponist Hector Berlioz stirbt. Richard Wagners Oper »Rheingold« wird uraufgeführt.

Die sechsbändige Ausgabe von Brehms »Tierleben« erscheint. Prof. Dr. Langhans entdeckt die Bedeutung der Bauchspeicheldrüse und setzt damit die ersten Anfänge der Hormonforschung. Das Fahrrad mit Hinterrad- und Kettenantrieb wird erfunden.

In diesem Jahr findet an der Universität Paris ein ungewöhnlicher Festakt statt. Eingeladen dazu hat niemand Geringerer als Napoleon III.

Er ehrt einen Wissenschaftler, den Landwirtschaftsforscher Prof. Dr. Meges-Mouries. Dieser hat an einem Preisausschreiben teilgenommen, zu dem Napoleon 3 Jahre zuvor aufgerufen hat. Napoleon III. hatte den Wunsch geäußert, man möge eine Ersatzbutter für die Armee entwickeln. Butter war damals in Mittel- und Westeuropa sehr knapp und teuer. Prof. Dr. Meges-Mouries gewann dieses wissenschaftliche Preisausschreiben.

Er erfand die Margarine. Und 1871 wurde in Paris bereits die erste Margarine-Fabrik der Welt eröffnet.

Zugegeben: Die ersten Margarinerezepte hatten noch nichts mit Soja zu tun. Vorerst stellte man die Ersatzbutter lediglich aus Rindertalg her. Doch sehr bald arbeiteten viele Forscher und Nahrungsmittelhersteller in aller Welt an der Verbesserung der Methode. Erst um 1900 bekam die Margarine etwa die Qualität, wie wir sie heute kennen. Zu diesem Zeitpunkt begann man auch mit der Verarbeitung von Pflanzenölen. Und da stellte sich heraus, dass Sojaöl sich neben Kokosfett, Palmkernfett, Erdnuss-, Sonnenblumen-, Baumwollsaat- und Rüböl hervorragend zur Herstellung von Margarine eignete.

Bei den dafür notwendigen genauen Analysen entdeckte man, wie wertvoll der Lecithin-Gehalt des Sojaöls war. Damals entstand die Bezeichnung »Königin des Lecithins«.

Das war nun tatsächlich der Beginn der Lecithin-Forschung.

So wird das Soja-Lecithin gewonnen

Die Gewinnung von Lecithin in großem Maßstab wurde erst möglich, als man Ölsaaten so verarbeiten konnte, dass dieses Lecithin auch isoliert werden konnte. Im Jahr 1925 gelang dieses Verfahren als erstes der Hansamühle in Hamburg. Sie brachte das erste Soja-Lecithin auf den Markt.

Das ist die Ausgangsbasis der Lecithin-Produktion: Die wichtigsten Bestandteile der Sojabohne sind Eiweiß, Fett, Lecithin, Kohlenhydrate, Rohfaser, Mineralstoffe und Wasser. Der Lecithingehalt beträgt bis zu 1,5 Prozent. Das bedeutet in der Praxis: Für 200 Gramm reines Lecithin – eine Menge, die in der Apotheke in einer Packung abgegeben wird – braucht man 100 Kilo Sojabohnen.

Die Bohnen werden einer aufwendigen Prozedur unterzogen. Sie werden gründlich gesäubert, geschält und zu Flocken gewalzt. Dann werden sie in einem schonenden Verfahren gepresst. Dabei fallen zwei wichtige Rohstoffe an: 20 Prozent Sojaöl und 80 Prozent Sojaschrot.

Sehen wir uns nun das Sojaöl genauer an. Es ist roh und naturbelassen. In diesem Stadium enthält es alle Fettbegleitstoffe. Das sind fettlösliche Vitamine – vor allem das Vitamin E – und Phospholipide, wie eben das Lecithin. So kann man das Öl nicht verwenden, weil es einen sehr starken Eigengeschmack hat. Also muss es weiter verarbeitet werden.

Das Sojaöl wird raffiniert. Dabei werden die Lecithin-Bestandteile von den Vitaminen getrennt. Der Vorgang ist relativ einfach. Das Sojaöl wird erwärmt und mit Wasserdampf versorgt. Das Lecithin quillt auf und trennt sich vom Öl. Nun wird dieser Masse bei ganz niedrigen Temperaturen ganz vorsichtig das Wasser entzogen. Jetzt hat man das rohe Soja-Lecithin. Es handelt sich dabei um eine zähe, dunkelbraune Masse. Sie muss noch einmal von Feuchtigkeit befreit werden und dann wird sie gefiltert. Das restliche, noch anhaftende Öl wird entfernt. So entsteht in mehreren Veredelungsstufen ein Roh-Lecithin, das aus 98 Prozent reinem Lecithin besteht, wie es der Mensch als körpereigene Substanz in sich hat. Es fällt als Pulver an und kann nun entsprechend verarbeitet werden: als Granulat, in Kapseln, als Faszikel und als flüssiges Elixier.

Lecithin: Was ist das eigentlich?

Jeder von uns hat das Wort Lecithin schon einmal gehört. Viele wissen, dass es wichtig und wertvoll für unsere Gesundheit ist. Aber viele fragen sich: Was ist denn Lecithin eigentlich genau?

Lecithin ist ein hochwertiger Naturstoff und eine lebensnotwendige Substanz für den Menschen. Lecithin gehört zur Gruppe der Lipoide, das heißt der fettähnlichen Substanzen, und zwar zur Untergruppe der Phospholipide.

Wenn man sich die Strukturformel ansieht, so erkennt man: Lecithin besteht aus überwiegend ungesättigten Fettsäuren, wie etwa Linolsäure. 75 Prozent der Fettsäuren im Lecithin – bezogen auf den Fettsäureanteil – sind ungesättigt. 60 Prozent davon allein sind Linolsäure. Und sie ist die wichtigste ungesättigte Fettsäure für die Gesundheit des Menschen. In streng chemischem Sinne wäre Lecithin ausschließlich das Phosphatidylcholin.

Allerdings wird der Begriff Lecithin im Allgemeinen für ein natürliches Gemisch aus den Hauptbestandteilen Phosphatidylcholin, Kephalin und Inositphosphatid gebraucht.

Grundsätzlich kann man sagen: Die hauptsächliche biologische Wirkung von Lecithin hängt vom Gehalt an ungesättigten Fettsäuren ab. Die anderen Inhaltsstoffe erfüllen wichtige begleitende Funktionen.

Um das Lecithin und seine Bedeutung in der Medizin besser verstehen zu können, muss man Folgendes wissen:

- Lecithin ist ein Wirkstoff in der Pflanzenzelle und im menschlichen Organismus.
- Lecithin ist eine körpereigene Substanz, die an vielen Stoffwechselvorgängen beteiligt ist.
- Lecithin hat im weitesten Sinn eine ähnliche Bedeutung wie Vitamine, Mineralstoffe, Spurenelemente und Enzyme. Auch sie greifen an so vielen verschiedenen Stellen des Organismus ein und sind an der Erhaltung der Gesundheit beteiligt. Sie alle sind lebensnotwendige Substanzen.
- Alle unsere Körperzellen enthalten von sich aus Lecithin.
- Besonders reich an Lecithin im menschlichen Körper sind das Gehirn und die Leber. Es ist aber auch massiv im Zentralnervensystem vertreten, weiters in der Galle, in allen Zellmembranen und im männlichen Samen.
- Auch im gesamten Rückenmark ist Lecithin nachzuweisen.

Jetzt wird klar, warum im Laufe der Jahrhunderte der Spruch entstanden ist: Ohne Lecithin gibt es kein Leben.

Lecithin in der Nahrung und Kosmetik

Bevor wir uns der Bedeutung des Lecithins für unsere Gesundheit zuwenden, sollten wir uns vor Augen halten, wie sehr dieses Lecithin in vielen anderen Bereichen unseres Leben integriert ist.

Lecithin hat sich zu einem wesentlichen Grundstoff in der Kosmetik, in der Nahrungsmittelindustrie für den Menschen, aber auch in der Tiernahrung entwickelt.

Für unsere Gesundheit ist wichtig, dass Lecithin als biologischer Wirkstoff ganz besondere Aufgaben erfüllen muss. Für alle anderen Bereiche des Lebens ist wichtig, dass Lecithin wie sonst kein anderer Stoff als Emulgator eingesetzt werden kann.

Was ist nun ein Emulgator? Das ist eine Substanz, der es gelingt, die ineinander nicht löslichen Stoffe Fett und Wasser harmonisch zu vereinen. Das ist eine wichtige Eigenschaft, die man in der Kosmetik, in der Nahrungsmittelindustrie sowie in der Tierfuttererzeugung nützt.

Lecithin hat aber auch eine antioxidative Wirkung. Es verhindert, dass Fette und Öle, denen es beigegeben wird, schnell verderben. Es verhindert und bremst die Entstehung von freien Radikalen in Lebensmitteln, aber natürlich auch im menschlichen Organismus. Das aber ist ein Thema für später.

Jedes Jahr werden weltweit an die 100.000 Tonnen Soja-Lecithin für die Herstellung wichtiger und beliebter Nahrungsmittel verwendet. Lecithin ist in der Margarineproduktion nicht wegzudenken.

Lecithin wird für die Herstellung von Puddingpulver ebenso verwendet wie für Kakao, Schokolade und andere Süßwaren. Vielfach wird Lecithin auch in Betrieben verarbeitet, die Lebensmittel aus Getreide herstellen. Auch für Teigwaren wird Lecithin verwendet, weiters für Kekse, Waffeln und Zwieback.

Im Rahmen der Europäischen Union hat Lecithin als Lebensmittelzusatzstoff seinen Stellenwert. Es führt die Nummer E 322. Wenn jemand auf einer Packung liest, dass bei einem Lebensmittel E 322 dabei ist, kann er es beruhigt konsumieren. Das bedeutet nämlich: Da ist Lecithin drin. Und das wertet das Nahrungsmittel auf.

Bei der Herstellung von Tiernahrung hat Lecithin schon seit längerer Zeit eine wichtige Funktion. Untersuchungen haben ergeben, dass Tiere, die Futter mit Lecithin bekommen, gesünder sind, mehr Aufmerksamkeit zeigen, und dass es mehr Erfolg bei der Aufzucht gibt.

Für die Schönheit von Frau und Mann ist das Beste gerade gut genug. Kein Wunder, dass in der Kosmetik Lecithin einen festen Stellenwert hat. In Cremes, Lotions, Masken, Badezusätzen, Shampoos, Seifen und anderen Mittelchen für eine vitale Haut braucht man die Eigenschaften des Lecithins. Es verstärkt alle Funktionen der kosmetischen Grundstoffe, vereint harmonisch Fett und Wasser, garantiert die Rückfettung, schützt die Haut gemeinsam mit Vitamin E vor Umweltschadstoffen, erhöht die Atmungsaktivität der Haut und erleichtert das Eindringen pflegender Substanzen in die Poren.

In all den genannten Fällen wird Soja-Lecithin im Grunde genommen aus praktischen Gründen beigegeben. Der gesundheitliche Aspekt spielt hier nur eine Nebenrolle.
Der Einsatz von Lecithin für unsere Gesundheit ist daher ein anderes Kapitel. Für unsere Gesundheit, für Vitalität und Wohlbefinden wird Lecithin als Natursubstanz von allerhöchster Qualität in einer besonderen Aufbereitung verwendet. Keine Frage: Es muss ja auch in gewisser Weise der Bezeichnung »Naturarznei« gerecht werden. Das erklärt auch, warum internationale Wissenschaftler immer wieder betonen: Lecithin ist nicht gleich Lecithin.

Als man für die Herstellung von Margarine und anderen Nahrungsmitteln das Soja-Lecithin analysierte und dahinter kam, dass es das Lecithin des Eies an Qualität weit in den Schatten stellt, da wurden die Überlegungen des Wissenschaftlers Prof. Dr. Gobley wieder aufgenommen.

Er suchte im Lecithin den Ursprung des Lebens. Seine Nachfolger erkannten im Lecithin eine Substanz, mit der man den Organismus möglichst lange gesund und fit halten kann, mit der man gegen eine Reihe von gesundheitlichen Problemen erfolgreich vorgehen kann.

Damit war der Weg des Lecithins als Baustein für unsere Gesundheit pogrammiert. Und eine berühmte Hamburger Familie gab dafür die Initial-Zündung.
Das Lecithin wurde Schritt für Schritt in seiner Bedeutung für die tägliche Ernährung bestätigt und hat dadurch heute seinen Platz an der Seite von Vitaminen, Mineralstoffen, Spurenelementen, Enzymen, Bioflavonoiden und Ballaststoffen.

Die »Volksmedizin« des Doktor Buer

Prof. Dr. Maurice Gobley hatte in Paris 1846 der Startschuss für die Lecithin-Forschung gegeben. Mit der Entdeckung des Soja-Lecithins begannen viele Wissenschaftler sich mit dem Thema zu befassen. Parallel dazu wurde bereits in den ersten Jahren des 20. Jahrhunderts der Ruf nach einer »Lecithin-Arznei« laut.

Wenn Lecithin im Körper so wichtige Funktionen ausübte, wenn es zur Gesunderhaltung so wertvoll war, dann musste man einen Weg finden, Soja-Lecithin – in Absprache mit dem Arzt – einnehmen zu können.

Es ist in Deutschland in erster Linie das Verdienst der Ärztefamilie Buer, dass das Lecithin in höchster Qualität als Elixier Eingang in die Apotheke fand und von vielen Hausärzten empfohlen wurde.

Die Familie Buer begnügte sich nicht damit, Lecithin – zuerst in Köln, später in Hamburg – herzustellen. Parallel dazu sollten laufend Forschungen »zum Wohle der gesunden Menschen und der Patienten« durchgeführt werden.

Zu diesem Zweck wurde die Buer-Forschung ins Leben gerufen, die bis heute viele Erfahrungen für die Anwendung von Lecithin eingebracht hat. Viele Aufsehen erregende, beachtliche Studien wurden durch die Buer-Forschung initiiert.

Solche Studien wurden bereits durchgeführt, als die vorbeugende und therapeutische Versorgung mit Lecithin in Deutschland noch in den Kinderschuhen steckte. Man kann das zum Beispiel der Nummer 334, VII. Jahrgang, der »Deutschen Ärzte-Zeitung« entnehmen. Sie erschien damals im DAZ-Verlag Richard Parske. Chefredakteur war Dr. Franz von Halla. Der Bericht des Berliner Arztes Dr. R. Alexander über die »Therapeutischen Erfahrungen mit Rein-Lecithin« erregte in Fachkreisen Aufsehen.

Sogar die Tagespresse berichtete im Anschluss an die Veröffentlichung. Im Grunde genommen war das die erste medizinische Studie, die mit Lecithin durchgeführt wurde.

Dr. Alexander verweist in seinem Bericht ganz deutlich auf die Qualität des Soja-Lecithins, das damals noch keine Selbstverständlichkeit war. Er schreibt:

»Schon seit mehr als 20 Jahren haben sich auch namhafte Forscher wie Bergell, Danilewsky, Zuntz, Koch, Keller, Ehrlich, Ulpiani und andere mit der Frage des Lecithins beschäftigt. Danilewsky hat in verschiedenen Arbeiten den günstigen Einfluss des Lecithins auf die Zusammensetzung des Blutes und den Stoffwechsel nachgewiesen. Das in einigen pflanzlichen und tierischen Nahrungsmitteln enthaltene Lecithin ist größtenteils an Vitellin, Pflanzenalkaloide, Pflanzensäuren gebunden und in der Regel mit Stoffen vermischt, die – wie zum Beispiel Vitellin und Eieröl – schwer löslich und schwer verdaulich sind. Das in diesen Nahrungsmitteln enthaltene Lecithin ist daher der direkten Aufnahme im menschlichen Körper nicht ohne weiteres zugänglich. Durchgreifende therapeutische Wirkungen lassen sich daher nur mit Rein-Lecithin erzielen, das der direkten Einwirkung der Magen- und Darmsäfte ohne jede weitere Aufschließungsarbeit erreichbar ist.«

Dr. Alexander geht in seinem Bericht aber auch im Detail auf seine Studie ein und berichtete darüber:

»Bei den von mir angeführten größeren Versuchen (64 Patienten) verwendete ich Rein-Lecithin. Und zwar benutzte ich hierzu Dr. Buers Rein-Lecithin, da dies auch in der Originalsubstanz ohne Schwierigkeiten verabreicht werden kann. Es handelt sich dabei um ein Pflanzen-Lecithin, das zu etwa 50 Prozent aus Cholin-Lecithin und zu 50 Prozent aus Colamin-Lecithin besteht.

Das Cholin-Lecithin entspricht dem Typ des Ei-Lecithins. Das Colamin-Lecithin ist identisch mit dem Gehirn- und Rückenmark-Lecithin. Die beiden Lecithin-Arten werden vom Hersteller in genauen Strukturformeln charakterisiert.

Das aus Eigelb gewonnene Lecithin zersetzt sich bei ungünstigen Einwirkungen leicht unter Bildung schlecht schmeckender Zersetzungsprodukte, wobei insbesondere das Cholin des Eigelb-Lecithins unter Bildung von Trimethylamin zerfällt und den Geschmack und die Bekömmlichkeit eines derartigen Produktes erheblich beeinträchtigt.

Dr. Buers Pflanzen-Lecithin hat auch in Original-Substanz einen neutralen, angenehmen Geschmack, woraus sich ergibt, dass es frei von zerstörenden Zersetzungsprodukten ist. Das Fabrikat wurde denn auch von allen Patienten durchwegs gern genommen und gut vertragen. Das Lecithin des Herrn Dr. Buer wurde nur solchen Kranken verabreicht, bei denen bereits vorher Versuche mit anderen Mitteln vorgenommen waren, ohne dass eine Besserung bemerkbar war.

Behandelt wurden hauptsächlich Patienten mit Lungenaffektionen, Rekonvaleszenten nach Grippe, bei Blutverlusten und nach Operationen, ferner Patienten mit schweren Anaemien sowie klimakterischen Erscheinungen. Die Versuche ergaben, dass nach einer durch mehrere Wochen regelmäßig fortgesetzten Darreichung des Lecithins nicht nur der Appetit und das Allgemeinbefinden sich hoben, sondern dass auch der Gehalt des Blutes an Haemoglobin und roten Blutkörperchen wesentlich verbessert wurde. Gute Wirkungen stellte ich auch fest bei sekundären Anaemien infolge starker menstrueller Blutungen, wie sie gerade in den Entwicklungsjahren häufig beobachtet werden, nicht minder auch bei solchen infolge erheblicher klimakterischer Störungen. Das Lecithin wurde auch bei Rekonvaleszenten mit Erfolg verwendet. Zwei der Patienten, geschwächt durch schwere Grippe, ein Patient, der 10 Wochen an Gelenk- und Muskelrheumatismus gelegen hatte, 3 Patienten, die wegen Lungenaffektionen 14 und 15 Wochen lang bettlägrig waren, erholten sich nach Darreichung des Rein-Lecithins in überraschend kurzer Zeit.

Auch bei Patienten mit Auszehrung, Kräfteverfall und Appetitlosigkeit ließen sich gute Wirkungen feststellen. So konnte ich in einem Fall von Lungencarcinom die Patientin wochenlang mit Rein-Lecithin in einem verhältnismäßig guten Zustand erhalten, der ihr über die Trostlosigkeit ihrer Lage sichtlich hinweggeholfen hat, bis eine plötzliche Herzschwäche ihrem Leiden ein Ende machte.«

Soweit der Bericht über die erste Studie, die in vergangenen Tagen in Deutschland mit Lecithin gemacht wurde. Man kann daraus ganz deutlich erkennen: Die Medizin spürte den Wert dieser Substanz. Aber sie konnte sich noch nicht orientieren, wo dieser Wert nun tatsächlich lag. Noch wusste man nicht wirklich, wie und wann man Lecithin sinnvoll einsetzen konnte. Doch es dauerte nicht lange, bis man in die richtige Richtung forschte.

Das weiß man heute über Lecithin

Welch ungeheuren Fortschritt die Lecithin-Forschung bis heute gemacht hat, ersieht man aus einer Arbeit der heutigen Buer-Forschung. In einer wissenschaftlichen Dokumentation, die im

Jahr 1987 eine Auflage von 50.000 Stück erreichte, wird über Lecithin, einem lebenswichtigen Baustein und seine Wirkung, berichtet:

»Das wertvollste Lecithin ist nach heutigem Wissen jenes, das aus der Sojabohne gewonnen wird. Dieses stellt nach der ständigen Weiterverfeinerung des aufwendigen Abtrennungs- und Reinigungsverfahrens ein definiertes, hoch gereinigtes Produkt dar, das zum einen die biologische Wirksamkeit und zum anderen die notwendige Qualität und Stabilität aufweist. Es zeichnet sich durch einen sehr hohen Gehalt an ungesättigten Fettsäuren aus.

Der hohe Linolsäureanteil – etwa 60 Prozent – ist insbesondere für die Arteriosklerose-verhindernde Wirkung des Lecithins von großer Bedeutung.

Das über den Mund zugeführte Lecithin wird bei der Aufnahme im Organismus zu etwa 50 Prozent unverändert in die Darmlymphe übernommen und gelangt auf diese Weise als Gesamtmolekül in den Organismus.

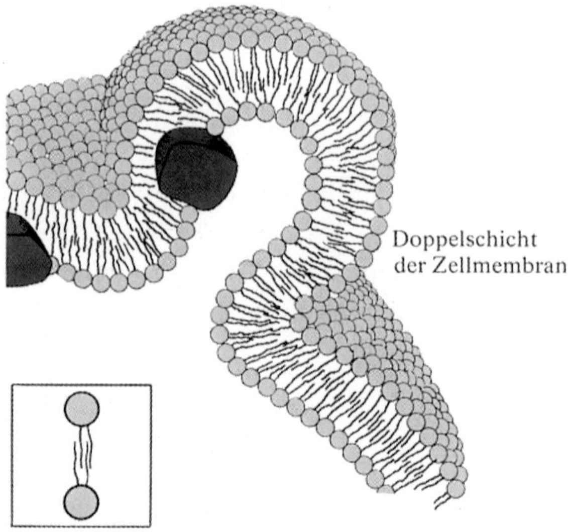

Lecithinmolekülpaar in der Doppelschicht

Die vorwiegend aus Phospholipiden zusammengesetzte Zellmembran besteht aus einer sogenannten Bilayer Matrix. Hierin lagern sich auf Grund der typischen Struktur des Lecithins die Einzelmoleküle in charakteristischer Weise zu geordneten Strukturen in Form einer Doppelschicht zusammen.

Diese Zellmembran – mit Lecithin angereichert – hat nicht nur eine abgrenzende und schützende Funktion gegenüber Angriffen auf die Zelle. Sie reguliert auch den Stoffwechsel.

Zum Beispiel werden Enzyme aktiviert, die Zufuhr und Ableitung von Ionen geregelt, Nervenreize weitergeleitet. Das Lecithin in der Zellwand ist wichtig für die Zellatmung und für die Tätigkeit von Enzymen.
Es erhöht die Beweglichkeit und Durchdringbarkeit der Zellwände. Das erleichtert den Stoffaustausch und verbessert die gesamte Zellfunktion.

Normalerweise benutzt unser Gehirn als Energiequelle Glukose. In Zeiten von Stress allerdings wird Lecithin zur Energiegewinnung herangezogen. Lecithin stellt ferner einen Schutzfaktor für die Schleimhaut der Galle gegenüber den aggressiven Gallensäuren dar und ist weiterhin verantwortlich für die Löslichkeit des Cholesterins in der Gallenblase. Die Gallenflüssigkeit, die durch das Lecithin stabilisiert wird, schützt vor der Bildung von Gallensteinen. Die emulgierende Wirkung des Lecithins, die in der Nahrungsmittelindustrie und in der Kosmetik genützt wird, hat auch für die Gesundheit des Menschen eine Bedeutung. Blut- und Lymph-Lipide werden stabilisiert. Die Aufnahme von Fett im Dünndarm über die Darmlymphe wird besser gesteuert.«

Während 50 Prozent des Lecithins unverändert in den Organismus gelangen und die oben genannten Wirkungsmechanismen auslösen, wird der andere Teil des aufgenommenen Lecithins in seine einzelnen Bestandteile gespalten und dann erst verarbeitet.

Auf diese Weise treten neben dem vollständigen Lecithin auch Cholin, Linolsäure und Phosphat in den Kreislauf über. Jeder dieser Bestandteile hat für die Funktion des Organismus bestimmte, lebenswichtige Aufgaben zu erfüllen.

Da ist zuerst das Cholin

Unser Gehirn hat die Fähigkeit, sich zu erinnern. Wir können Vergangenes – wie aus einem Computer – abrufen, uns vergegenwärtigen und nützen. Dazu müssen spezielle Botenstoffe im Einsatz sein: sogenannte Neurotransmitter. Sie sind für die Reizübermittlung zwischen den Gehirnzellen verantwortlich. Für diese Reizübermittlung brauchen wir Cholin aus dem Lecithin. Es steuert sozusagen unsere Gedächtnisleistung. Wichtig dabei ist wieder eine Substanz, die aus dem Cholin gebildet wird: das Acetylcholin. Das ist ein Neurotransmitter, der bei der Gedächtnisspeicherung und bei der kognitiven (= die Erkenntnis betreffenden) Funktion des Gehirns eine wesentliche Rolle spielt. Im Gehirn befindet sich zwischen Hirnstamm und Großhirn das limbische System. Vom limbischen System geht der gemütsbedingte Antrieb aus, von hier aus erfolgt auch die vegetative Steuerung der inneren Organe, und die hormonalen Steuerungen werden beeinflusst. Störungen im limbischen System führen zu Angst und Aggression.

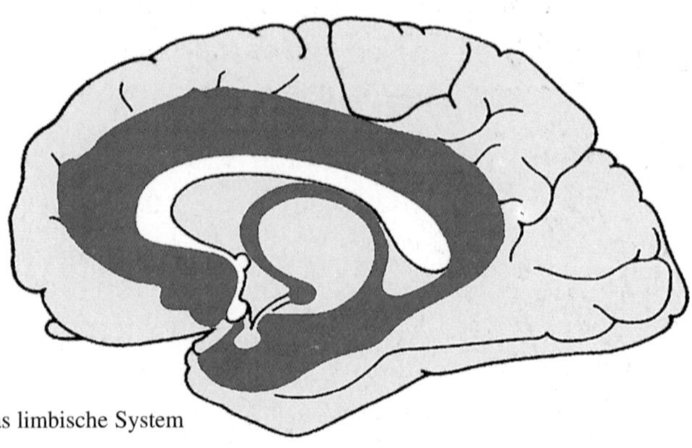

Das limbische System

Der Informationsfluss im limbischen System funktioniert nur, wenn genügend Acetylcholin aus dem Lecithin vorhanden ist. Das limbische System ist durch Faserbündel mit den anderen Hirnregionen verbunden.

Das Lecithin hat auf das gesamte Gehirngeschehen einen entscheidenden Einfluss. Fehlt der Neurotransmitter Acetylcholin, dann kommt es zu einer massiven Blockierung des Sofort-Gedächtnisses, aber auch der Speicherfähigkeit für neue Gedächtnisinhalte.

Bei Lecithinmangel kann es auch bei jungen Menschen zu Lern- und Gedächtnisstörungen kommen. Eine entsprechende Lecithinzufuhr kann das verbessern. Das konnte in Studien nachgewiesen werden, über die ich später noch im Detail berichten werde. Im Alter kommt es bei vielen Menschen teilweise deswegen zu einer verminderten Leistung des Gehirns, weil bestimmte Rezeptoren für Acetylcholin blockiert sind. Führt man nun viel Lecithin zu, steigt die Acetylcholinkonzentration stark an und vorhandene Ersatzrezeptoren werden funktionsfähig; in der Folge nimmt die Gehirnleistung wieder zu.

Das Cholin ist auch ein sehr wichtiger Stoff in der Behandlung psycho-organischer Erkrankungen wie Verwirrtheit, Desorientiertheit, Appetitlosigkeit und Überreiztheit. Es gibt überzeugende Beispiele: Nach einer drei Monate andauernden Therapie mit Lecithin kam es zu einer eindeutigen Besserung der Befindlichkeit der Patienten.

In Studien konnte auch die Wirkung von Lecithin bei psychoorganisch bedingten Gedächtnis- und Konzentrationsstörungen nachgewiesen werden. Aber auch bei funktionell-nervösen und organischen Hirnerkrankungen konnte durch Lecithin in 76 Prozent der Fälle eine Besserung von Kopfschmerzen und Schwindelanfällen, aber auch eine Steigerung der Merk- und Konzentrationsfähigkeit erreicht werden.

Dieses Cholin aus dem Lecithin spielt auch im Fettstoffwechsel der Leber eine besondere Rolle. Das Lecithin ist in der Lage, überschüssiges, belastendes Fett in der Leber abzubauen oder den Abbau zu fördern. Ist kein Cholin vorhanden, so kommt es im Laufe der Zeit zu einer Leberverfettung. In diesem Zusammenhang konnte nachgewiesen werden, dass die Zufuhr von Lecithin die Entstehung der Fettleber verhindern kann. Das ist auch die Erklärung dafür, dass Lecithin – was die Quantität betrifft – der bedeutendste Bestandteil der Leberzellen ist.

Wenden wir uns als nächstes der Linolsäure aus dem Lecithin zu

Auf Grund seines hohen Linolsäure-Anteils ist das Lecithin entscheidend mitverantwortlich für den Transport des Cholesterins im Organismus. Wenn dieser Transportmechanismus gestört ist, dann sinkt der Anteil am schützenden HDL-Cholesterin und der Anteil am gefährlichen LDL-Cholesterin steigt.
Die Folge: Zu große Mengen an Cholesterin zirkulieren im Blut und lagern sich in die Zellmembranen der Gefäßwände ein. Das Risiko für eine Arteriosklerose steigt enorm. Hätten Sie sich gedacht, dass Lecithin etwas mit unserem Cholesterinspiegel zu tun hat und dass man mit einem entsprechenden Lecithin-Haushalt zu hohe Cholesterinwerte und das Risiko für vorzeitige Arterienverkalkung senken kann?
Auf diesem Gebiet hat die deutsche Buer-Forschung in den vergangenen Jahren beachtliche Erkenntnisse gesammelt. Die ersten Untersuchungen dazu gab es in den Jahren 1985 und 1986.

Da wäre dann im Lecithin noch das Phosphat

Es ist längst erwiesen: Lecithin ist wichtig für die Energiegewinnung. Dazu trägt in bedeutendem Maße das darin enthaltene Phosphat bei. Es spielt im Energiehaushalt des menschlichen Körpers eine wesentliche Rolle.

Adenosintriphosphat und Kreatinphosphat – kurz ATP und KP genannt – sind die Speicherform der Energie im Muskel. Man kann die Energiegewinnung im Körper mit einem Kraftwerk vergleichen: Im Kraftwerk wird z. B. aus Kohle unter Sauerstoffzufuhr in einem Verbrennungsofen Energie erzeugt und als Elektrizität gespeichert. Im Körper wird aus Nährstoffen unter Sauerstoffzufuhr in der Zelle Energie erzeugt und die dabei entstehende Energie als ATP gespeichert.

Dazu ist Phosphat notwendig. ATP und KP stellen jene Energie für die ersten Sekunden bereit, die wir brauchen, damit sich unsere Muskeln schnell bewegen und wir schnell starten können. Als nächstes werden die Glykogenspeicher (Kohlenhydratreserven) im Muskel und aus der Leber für die Energiegewinnung herangezogen.

Bei hohem, langem Energiebedarf decken unsere Muskeln ihren Bedarf aus dem Abbau freier Fettsäuren, die das Lecithin in reichem Maß anbietet. Das trifft auch für den Herzmuskel zu. Für Sportler ist daher Lecithin eine besonders wichtige Substanz, um bei hohem Energiebedarf, z. B. bei einer Dauerleistung, auch genügend Energie zur Verfügung zu haben.

In der Sportmedizin wurde außerdem ein weiterer eindrucksvoller Beweis für den Erfolg von Lecithin geliefert: Frauen und Männer, die 10 Wochen lang 3-mal täglich 1 Esslöffel Naturlecithin einnahmen, konnten die Erholungszeit für ihre ermüdeten Muskeln nach hartem Training auf ein Drittel verkürzen.

Das heißt: Sie waren in erstaunlich kurzer Zeit wieder fit und einsatzbereit.

Aus diesen Erkenntnissen kann folgende Bilanz gezogen werden:

»Lecithin und seine Bestandteile sind unentbehrliche Bausteine des menschlichen Lebens. Lecithin ist als Gesamtverbindung wie auch in Form seiner Bestandteile Cholin, Linolsäure und

Phosphat an vielen lebenswichtigen Vorgängen des Organismus beteiligt und ist ein notwendiger Bestandteil der meisten Gewebe.

Durch den gezielten Einsatz von Lecithin können wesentliche Körperfunktionen beeinflusst werden, und zwar ohne schädliche Nebenwirkungen, da es sich um eine biologische, körpereigene Stoffgruppe handelt.«

Wie viel Lecithin braucht der Mensch?

Das Lecithin selbst, aber auch die einzelnen Bestandteile des Lecithins – die ungesättigten Fettsäuren, das Cholin und das Phosphat – sind für die Gesundheit und für ein harmonisches Funktionieren des Organismus lebensnotwendig. Unser Körper kann diese Stoffe aber nicht in ausreichendem Maße selbst herstellen. Daher muss Lecithin mit der täglichen Nahrung ständig nachgeliefert werden.

Da stellt sich nun die berechtigte Frage: Wie viel Lecithin braucht der Mensch eigentlich für seine Gesundheit?

Übereinstimmend haben zahlreiche namhafte, international anerkannte Wissenschaftler in den letzten Jahren festgestellt: Ein erwachsener gesunder Mensch braucht, um diesen gesunden Status zu erhalten, mindestens 3 Gramm Lecithin pro Tag. Nur mit der regelmäßigen Zufuhr dieser Menge sind die Stabilität der Immunkraft, starke Nerven, geistige Aktivität, sportliche Leistungsfähigkeit, sexuelle Kaft und vieles andere mehr gewährleistet. Man kann von der Voraussetzung ausgehen, dass die Menschen früher aus der täglichen Nahrung tatsächlich diese Menge Lecithin aufgenommen haben. Das hat sich leider inzwischen geändert.

Wie sieht nun die Realität in unserer Zeit aus?

Der namhafte Wissenschaftler Prof. Dr. R. J. Wurtmann berichtete bereits im Jahr 1979, dass die Lecithin-Aufnahme des modernen Menschen in Europa zurückgegangen sei. Er spricht es offen aus: Die Zufuhr von Lecithin mit der Nahrung ist von früher etwa 3 Gramm pro Tag auf einen Tageswert von unter 1 Gramm gesunken. Auch der italienische Wissenschaftler Prof. Dr. Turchetto in Bologna kommt zu dem Schluss: Diese geringe Menge ist bedenklich und muss als Alarmzeichen betrachtet werden.
Das Verhängnisvolle daran ist: Lecithinmangel ist speziell für den Laien nur sehr schwer feststellbar. Es tut nichts weh, wenn man längere Zeit zu wenig Lecithin aufnimmt. Es fällt auch nichts Besonderes auf.

Dennoch muss man wissen: Wenn die Lecithin-Versorgung über lange Zeit nicht dem Bedarf entspricht, dann kommt es zu mehr oder minder merkbaren Störungen der Gesundheit, die man heutzutage oft als »Zivilisationsschäden« bezeichnet. Damit hat sich der Arzt Dr. Seeger aus Falkensee bei Berlin bereits im Jahr 1938 intensiv befasst. Er machte die Beobachtung, dass in einer Zelle, die durch Krebs zerstört ist, nur noch vereinzelte Lecithin-Moleküle festzustellen sind. Dr. Seeger hat aber auch herausgefunden, dass im menschlichen Organismus mit zunehmendem Alter der Lecithin-Spiegel in den Zellen abnimmt. Dieser Entdeckung liegen Befunde aus der Zeit vor dem ersten Weltkrieg zugrunde. Sie wird aber in der Literatur von vielen Ärzten unserer Zeit bestätigt.

Interessant ist, was Dr. Seeger am Schluss seiner Arbeit schreibt: »Wenn der Tagesbedarf an Lecithin beim gesunden Menschen, das heißt bei normaler Zellregeneration und im Ruhezustand, 3 Gramm Lecithin beträgt, um wie viel größer muss dann die erforderliche tägliche Mindestmenge angesichts der täglichen schädigenden Gifte veranschlagt sein, die unsere Zellen über die Nahrung und über die Atemluft bedrohen und schädigen?«

Die Situation ist genau dieselbe, wie man sie bei Vitaminen, Mineralstoffen und Spurenelementen sieht.

In früherer Zeit nahm der Mensch aus der vollwertigen Nahrung genügend davon auf, um sich gegen die äußeren Feinde stark zu machen. Heute aber erleben wir eine Extremsituation: Wir nehmen durch falsche Ernährungsgewohnheiten zu wenig lebenswichtige Substanzen auf, stehen aber einer viel größeren Anzahl von gefährlichen Schadstoffen gegenüber, die unsere Gesundheit bedrohen.

Das hat Prof. Dr. Turchetto auch in Bezug auf Lecithin längst erkannt. In einer seiner Arbeiten im Jahr 1981 fordert er einen zusätzlichen Verzehr von Lecithin, damit die Gesundheit des Menschen erhalten werden kann.

Viele werden nun mit Recht fragen: Wieso befindet sich heutzutage in unserer Nahrung weniger Lecithin? Warum gibt es für uns heute die Gefahr eines gesundheitsschädlichen Lecithin-Defizits?

Das haben Umwelt-Mediziner und Agrar-Experten längst nachgewiesen:

- In früheren Zeiten hat der Mensch interessante Mengen an Lecithin aus Speiseölen aufgenommen. Durch moderne Raffinationsmethoden geht Lecithin verloren, weil viele Fettbegleitstoffe entzogen werden. Das Speiseöl wird auf diese Weise für längere Zeit haltbar. Es wird damit auch teurer. Aber es enthält viel weniger Lecithin als früher.
- Viele moderne Anbaumethoden mit Düngung und der Bekämpfung von Unkraut und Schädlingen lassen manche Produkte lecithinärmer werden.
- In zunehmendem Maße versorgen sich viele Menschen in jedem Alter nicht aus der eigenen Küche. Und überall, wo viele Menschen möglichst preiswert versorgt werden

müssen, wird speziell in jüngster Zeit knapp kalkuliert. Dabei kommt oft die Qualität zu kurz. Es kommt hier zweifelsohne zu einem Defizit an Lecithin.

- Amerikanische Untersuchungen weisen nach: In manchem Fastfood-Angebot ist Lecithin entweder gar nicht oder nur in minimalen Spuren enthalten.

- Es gibt Naturprodukte, die Lecithin in interessanten Mengen enthalten. Davon aber sollten wir tagtäglich nicht zu viel zu uns nehmen. Sowohl mit dem Ei als auch mit Innereien wie Herz und Leber sollten wir in unserem Speiseplan sparsam umgehen. Hirn ist eine Cholesterinbombe. Außerdem wird seit dem BSE-Skandal komplett von einem Verzehr abgeraten.

- Dann gibt es Lebensmittel, die zwar Lecithin enthalten, aber nicht sehr viel. Wir müssten also riesige Mengen davon essen oder trinken, um nur daraus genug Lecithin zu tanken. Das wieder würde zu viele Kalorien zuführen: etwa bei Vollkornprodukten, Erdnüssen, Weizenkeimen, Schinken, Käse und Milch. Speziell die Milch bietet uns da ein anschauliches, überzeugendes Beispiel.

  Wenn man aus der Milch den Lecithin-Bedarf decken wollte, dann müsste man jeden Tag etwa 14 Liter Vollmilch trinken. Das zeigt, dass es so nicht geht.

- Etliche Naturprodukte, die Lecithin enthalten, müssen viele – vor allem ältere – Menschen als Lieferanten dieser lebenswichtigen Substanz vergessen: Wenn sie nämlich größere Mengen davon essen, dann ist das mit schmerzhaften Blähungen verbunden. Das trifft auf Sojaprodukte ebenso zu wie auf Erbsen und Linsen.

- Ein wichtiger Aspekt, den wir in unserer modernen Zeit nicht vergessen dürfen: Viele Menschen leiden an Übergewicht und versuchen, mit Diäten und einer reduzierten

Nahrungsaufnahme dagegen anzukämpfen. Dabei nehmen sie aber nicht nur weniger Kalorien, sondern auch weniger lebenswichtige Stoffe auf. Wer eine Diät durchführt oder gar vorübergehend hungert, der hat ein Problem, sich ausreichend mit Lecithin zu versorgen. Die Gefahr eines bedrohlichen Lecithin-Mangels ist bei langen Schlankheitskuren besonders gegeben.

Das alles läuft auf die berechtigte Forderung vieler Ernährungsforscher und Mediziner hinaus: Viele Menschen sollten Lecithin direkt zuführen, um diesen lebenswichtigen Stoff in genügender Menge zur Verfügung zu haben.

Niemand wird »plötzlich« krank

Sie kennen das sicher aus Ihrer eigenen Verwandtschaft oder aus Ihrem persönlichen Bekanntenkreis. Da lebt ein Onkel oder eine Tante viele Jahre fröhlich und munter, strotzt vor Gesundheit. Wir bewundern das. Und dann von einem Tag zum anderen verfällt dieser Mensch und wird krank. Mehr noch. Ein Leiden greift ins andere über. Viele aus dem Umfeld der betreffenden Person sagen ganz erstaunt: »Unverständlich! Das war doch immer ein kerngesunder Mensch. Und ganz plötzlich ist er so krank geworden.«

An dieser Stelle muss grundsätzlich gesagt werden: Wenn es sich nicht um einen Unfall oder eine Infektion handelt, wird kein Mensch »plötzlich« krank. Ehe diese Krankheit offen zu Tage tritt, wird vom Organismus lange vorher der Weg in Richtung gesundheitliche Störung beschritten. In vielen Fällen beginnt dieser Weg mit einem Mangel an einer lebenswichtigen Substanz. Der menschliche Organismus kann lange Zeit einen Mangel ausgleichen. Doch irgendwann kommt der Zeitpunkt, wo das nicht mehr geht. Dann zeigen sich zuerst nur minimale, kaum merkbare Symptome. Sie werden stärker. Und dann bricht eine Erkankung aus. In vielen Fällen wäre es dazu gar nicht gekommen, wenn man den Mangel rechtzeitig ausgeglichen hätte.

Das ist bei vielen essentiellen Substanzen so. Eine davon ist Lecithin. Wer regelmäßig die täglich notwendigen 3 Gramm Lecithin zuführt, kann im Laufe der Jahre vielen gesundheitlichen Störungen vorbeugen.

Ich habe es schon erwähnt: Die ersten Lecithin-Mangelerscheinungen im Organismus sind kaum merkbar. Die kann auch der Mediziner auf den ersten Blick nicht erkennen.

Allerdings gibt es ein Frühstadium, in dem man selbst sehr wohl annehmen kann, dass man einen Lecithinmangel hat. Dazu gibt es einen einfachen Selbsttest, den amerikanische Wissenschaftler vor ein paar Jahren in Boston ausgearbeitet haben. Machen Sie mit. Stellen Sie sich in einer ruhigen Minute folgende Fragen und versuchen Sie, diese ehrlich zu beantworten:

- Vergessen Sie mitunter Namen, Adressen und Telefonnummern?
- Fehlt Ihnen mehr und mehr die Konzentration, wenn Sie anderen beim Reden und Erzählen zuhören müssen?
- Fühlen Sie sich in Abständen, wenn Sie sehr gefordert werden, am Ende Ihrer Nervenkraft?
- Werden Sie nach einem anstrengenden Tag mitunter aggressiv, unwillig, gereizt und ruhelos?
- Tun Sie sich schwer beim Erlernen einer Fremdsprache?
- Fühlen Sie sich überfordert, wenn Sie mit jüngeren Menschen zusammen sind?
- Fühlen Sie sich manchmal wie gerädert und würden sich mehr Vitalität und Fitness wünschen?

- Haben Sie einen jüngeren Lebenspartner und das Gefühl, nur mit Mühe mit seinem Lebenstempo mitzuhalten?
- Fehlt es Ihnen an der nötigen Liebeslust und Liebeskraft? Haben Sie den Eindruck, dass Ihr Partner mehr von Ihnen auf dem Gebiet der Sexualität erwartet?
- Was bedeutet für Sie Stress? Bringt Sie gleich jede Aufgabe, die über das normale Maß an Pflichten hinausgeht, aus der Fassung? Fühlen Sie sich oft gestresst?
- Vegessen Sie mitunter berufliche oder private Termine, wenn Sie sich diese nicht in den Kalender eintragen?
- Werden Sie sehr schnell müde und sind erschöpft, wenn Sie Freizeitsport treiben?
- Brauchen Ihre Muskeln lange Zeit, um sich nach körperlicher Anstrengung wieder zu erholen?
- Rauchen Sie?
- Trinken Sie regelmäßig Alkohol?
- Konsumieren Sie relativ viel Bohnenkaffee?
- Essen Sie wenig Obst und Gemüse?
- Essen Sie viel Fleisch und Fett?
- Haben Sie erhöhte oder zu hohe Cholesterinwerte?
- Haben Sie erhöhte Triglyzeridwerte?
- Leiden Sie an Durchblutungsstörungen, kalten Händen und Füßen?
- Haben Sie das Gefühl, dass es bei Ihnen bereits erste Anfänge einer Arterienverkalkung gibt?
- Können Sie oft nur schwer einschlafen? Haben Sie Durchschlafschwierigkeiten?

- Haben Sie Angst, wenn Sie vor einer Prüfung oder vor einer wichtigen Aussprache stehen?
- Haben Sie immer wieder Gallenbeschwerden?

Wenn Sie eine der gestellten Testfragen mit »Ja!« beantwortet haben, sollten Sie die Einnahme von Lecithin in Erwägung ziehen. Viele Auswirkungen eines wachsenden Lecithinmangels äußern sich in den oben angesprochenen Problemen.

Sprechen Sie auch mit Ihrem Arzt ganz offen über die Möglichkeit einer Lecithin-Therapie.

Großvater oder Enkel: Wer braucht Lecithin?

Immer, wenn es darum geht, dass man dem Organismus lebenswichtige Stoffe zuführen sollte, stellt sich die Frage: Wen betrifft das am meisten?

Wer gehört eigentlich vorrangig zu der Gruppe, die zusätzlich zur Nahrung versorgt werden muss? Ärzte verweisen dann in vielen Fällen auf spezielle Risikogruppen, die besonders darauf achten müssen, dass sie keinen Mangel erleiden. Ganz besonders kommt das bei den Vitaminen zum Tragen. Und so stellt sich natürlich auch ganz speziell die Frage beim Lecithin.

Wer braucht nun eigentlich Lecithin?

Lecithin ist nicht nur ein Strukturbestandteil jeder Zellwand. Lecithin ist auch die Substanz, die entscheidend für das Funktionieren der Lebensvorgänge in allen Zellen mitverantwortlich ist. Daher ist die Antwort auf die Frage »Wer braucht Lecithin?« ganz einfach: »Lecithin wird von jedem Menschen benötigt, von Jung und Alt.«

Schon das **Baby** muss mit Lecithin versorgt werden. Daher finden sich erhebliche Mengen in der Muttermilch. Für die Entwicklung des Kleinkindes ist Lecithin sehr wichtig. Sowohl beim Säugling als auch beim Kleinkind ist das Lecithin über die Bildung von Acetylcholin an der Entwicklung des Gehirns beteiligt. Studien und Langzeitbeobachtungen haben deutlich ergeben: Die Konzentration des Acetylcholins im Gehirn des Säuglings entscheidet die Intelligenz und Konzentrationsfähigkeit der späteren Jahre. Säuglinge, die einen hohen Anteil von Acetylcholin im Gehirn aufweisen, sind als Jugendliche und Erwachsene geistig aktiver, haben mehr Denkvermögen und mehr geistige Kapazität. Das beweist: Schon beim Start ins Leben ist das Lecithin sehr wichtig.

Der **Jugendliche** braucht nicht nur viel Energie für seine geistige und körperliche Entwicklung. Er braucht Impulse für seine Wachstumsphasen. Dazu benötigt sein Körper verstärkt Lecithin. Aber auch zur Förderung der Konzentrationsfähigkeit in der Schule und bei der Lehrlingsausbildung, zur Festigung der Merkfähigkeit werden speziell vom Heranwachsenden große Mengen an Lecithin benötigt. Dasselbe gilt auch – speziell bei der männlichen Jugend – für die sexuelle Entwicklung. Aber auch beim Schulstress verbraucht der Organismus sehr viel Lecithin. Ganz besonders wichtig ist ein harmonischer, geregelter Lecithin-Haushalt in der Pubertät.

Der **Erwachsene,** der voll im Leben steht, meist einen Partner oder eine Familie hat und einem Beruf nachgeht, benötigt Lecithin für seine Lebensqualität, für seine Durchhaltekraft, für seine Vitalität. Wer heute den Belastungen des Berufes und des Privatlebens standhalten will, braucht starke Nerven und muss stressfest sein. Wer Auto fährt und täglich durch den Stau muss, muss eine optimale Reaktionsfähigkeit aufweisen. Der Mann muss trotz Existenzkampf und beruflicher Probleme auch Liebeskraft aufbringen. Wer körperlich hart im Beruf arbeitet oder Bestleistungen beim Sport zeigen will, muss dafür sorgen, dass die Muskeln sich rasch wieder regenerieren. Die schwangere Frau muss ihr werdendes Kind speziell kurz vor der Entbindung mit lebenswichtigen Kräften versorgen. Und sie braucht enorme Kräfte für die Rekonvaleszenz und für die Regeneration des Gewebes. Für all das braucht der erwachsene Mensch die ständige Zufuhr von Lecithin.

Ja und erst recht von Bedeutung wird das Lecithin im Leben der **Senioren.** Da muss der Alterungsprozess aufgehalten werden. Das Gedächtnis darf nicht nachlassen, soll wieder aktiviert werden. Es gilt, das Entstehen einer frühzeitigen Arterienverkalkung zu verhindern oder diese zumindest so lange wie möglich hinauszuzögern. Das ist aber nur möglich, wenn man auf natürliche Weise den Fettstoffwechsel und den Cholesterinhaushalt regulieren kann.

In Großbritannien zum Beispiel nennt man das Lecithin den »cholesterol controller«, den Cholesterin-Kontrolleur. In den USA spricht man vom »cholesterol fighter«, vom Cholesterinbekämpfer. Das Lecithin ist außerdem in der Lage, überschüssiges Fett aus der Leber abzubauen. Dadurch können Senioren die Entgiftungszentrale ihres Organismus – die Leber – stärken, bei ihrer Arbeit unterstützen und schützen.

Viele Senioren haben Probleme mit der Galle. Lecithin kann die Bildung von schmerzhaften Gallensteinen verhindern.

Wenn man sich ein Menschenleben vorstellt, dann wird klar, warum amerikanische Wissenschaftler das Lecithin 1997 zum »Lebenselixier des Jahres« ernannt haben. Lecithin ist für jede Altersgruppe von Bedeutung. Es ist bei Jung und Alt wertvoll für die Aufrechterhaltung wichtiger Körperfunktionen. Ganz besonders notwendig wird Lecithin dort, wo ein Mensch – egal, wie alt er ist – folgende Probleme hat: Konzentrationsschwäche, Nachlassen der Gedächtnis- und Merkfähigkeit, Nervosität, Stressbelastung, Überforderung, Schwangerschaft, Rekonvaleszenz. Lecithin ist in der Jugend wichtig fürs Wachsen und ab Mitte des Lebens wichtig als Prophylaxe für die Arteriosklerose. Lecithin vermittelt in jedem Alter Leistungskraft für Körper und Geist.

Diese Tatsachen kann man in einem einprägsamen Satz zusammenfassen: »Ohne Lecithin gibt es kein menschliches Leben!«

Ein Lebenselixier muss von höchster Qualität sein

Gehen wir von der Tatsache aus: Jemand hat einen Mangel an Lecithin. Er muss zur Aufrechterhaltung seiner Gesundheit oder zur Lösung eines gesundheitlichen Problems Lecithin zuführen. Dann soll es Lecithin von höchster und bester Qualität sein, das schnell und leicht vom Organismus aufgenommen werden kann. Und diese Voraussetzungen erfüllt das Lecithin aus der Sojabohne, wie schon erwähnt die »Königin des Lecithins«.

Dieses Lecithin aus der Sojabohne ist frei von Schadstoffen. Es ist Naturlecithin in seiner reinsten Form. Als pflanzliches Lecithin hat es einen 4-mal höheren Anteil an wertvollen mehrfach ungesättigten Fettsäuren, als dies etwa beim Lecithin aus dem Ei der Fall ist.

Das ist wesentlich, weil die entscheidenden biologischen Wirkungen des Lecithins auch vom Gehalt der ungesättigten Fettsäuren abhängen.

Das Naturlecithin – auch natürliches Reinlecithin genannt – wird nur aus besten Rohstoffen unter ständiger wissenschaftlicher Kontrolle hergestellt. Es hat »Arzneibuch-Qualität«.

Ein ganz wichtiges Kriterium dabei ist die Sicherheit, dass dieses Lecithin, das so positiv auf die Gesundheit wirkt, ausschließlich aus Sojabohnen gewonnen wird, die unter strengster biologischer Kontrolle wachsen und frei von jeglicher Genmanipulation sind. Die Hersteller von Naturlecithin legen großen Wert auf dieses Detail. Es gibt heutzutage eine ganz sichere Methode, mit der man an einer Lieferung Rohlecithin feststellen kann, ob genmanipulierte Sojabohnen dabei waren.

Auch wenn es sich beim Naturlecithin um ein Lebenselixier von höchster Qualität handelt, so steht die berechtigte Frage im Raum: Gibt es beim Einnehmen von Lecithin Nebenwirkungen?

Alle namhaften Wissenschaftler, die sich jahrzehntelang intensiv mit reinem Soja-Lecithin befasst haben, sind übereinstimmend zu dem Schluss gekommen: Es gibt keinerlei Nebenwirkungen und keinerlei Risiken, wenn man Lecithin einnimmt. Lediglich bei starker Überdosierung – statt 3 Gramm bis zu 35 Gramm – können Verdauungsstörungen auftreten. In diese Gefahr wird aber niemand kommen, der sich an die vorgegebenen Dosierungen hält. Bereits im Jahr 1982 schrieb der italienische Forscher Prof. Dr. M. Cairella vom Therapeutischen Institut der Universität Rom:

»Auf der Basis der aus der Literatur und aus eigenen Erfahrungen bekannt gewordenen Ergebnisse kann man die Ergänzung der Diät durch Soja-Lecithin mit Sicherheit als eine nützliche Maßnahme bei der Vorbeugung und Behandlung einer breiten Zahl von Krankheitserscheinungen ansehen. Um jedoch befriedigende Resultate zu erhalten, muss man den einzelnen Patienten sowohl unter klinischen als auch unter Stoffwechsel-Gesichtspunkten sorgfältig beobachten, damit eine gezielte, selektive Behandlung hinsichtlich Dosis und Dauer angewandt werden kann.«

Es war ein weiter Weg von der Entdeckung des Lecithins durch Prof. Dr. Gobley im Ei bis zur heutigen therapeutischen Versorgung mit Naturlecithin aus der Sojabohne. Doch der Weg hat sich gelohnt. Und die Vision des Dr. Buer ist Realität geworden, nicht zuletzt durch die von ihm ins Leben gerufene

Buer-Forschung. Heute hat Lecithin den Stellenwert, der ihm gebührt. Es hilft Millionen Menschen auf der einen Seite, die Lebensqualität und Vitalität zu erhalten, auf der anderen Seite dient es dazu, gesundheitliche Probleme wieder rasch in den Griff zu bekommen. Die Wissenschaft weiß heute, dass dieses Lecithin viel mehr bewirkt, als man anfänglich glaubte.

II.

So hilft das Lecithin dem Menschen

Wir leben in einer Zeit, in der nach wie vor Reparatur-Medizin betrieben wird. Wir werden noch immer zu wenig beraten, dass wir selbst sehr viel für unsere Gesundheit tun können und was wir tun können. Die Erhaltung der Gesundheit wird noch viel zu wenig zum Thema gemacht. Man wendet sich erst jenem zu, der bereits krank ist. Und dann wird versucht, die Krankheit zu bekämpfen, zu »reparieren«. Wir sollten uns aber viel mehr bewusst sein, wie wichtig es ist, dieses wertvolle Gut »Gesundheit« zu erhalten. Dafür brauchen wir in gewisser Weise einen Impuls, der uns stark macht.

Dafür brauchen wir eine Substanz, die uns helfend zur Seite steht. Wie faszinierend das Lecithin diese Aufgabe erfüllt, möchte ich Ihnen in den folgenden Kapiteln näher bringen.

Lecithin verhilft uns zu starken Nerven

Ein wunderschöner Frühlingstag liegt über Köln. Man riecht das erste Gras. Die Sonne schickt ihre ersten starken Strahlen zur Erde. Evelyne Staudacher, 34 Jahre alt, Hausfrau, sitzt auf der Terrasse ihrer Dachwohnung und freut sich ihres Lebens. Im Grunde genommen ist alles so gekommen, wie sie es sich gewünscht hat. Sie ist verheiratet, hat zwei Kinder. Die achtjährige Dörte und der sechsjährige Max sind klug und brav.

Ihr Mann Wolfgang, 39 Jahre, hat einen interessanten Beruf als Werbegrafiker. Die Familie bewohnt eine wunderschöne, große Wohnung mit Blick auf den Kölner Dom.

Es ist ein Leben wie im Bilderbuch, denkt Evelyne Staudacher. Sie blickt auf die Uhr. Es ist 11 Uhr vormittags. Ihr Mann ist seit 24 Stunden von daheim weg. Er hatte in der Firma an einem Spezialprojekt für einen wichtigen Kunden zu arbeiten. Die ganze Nacht. Er wollte am Morgen zurück sein und sich etwas hinlegen.

Viel Arbeit hat er schon, überlegt die junge Frau. Aber dafür haben wir keine finanziellen Sorgen. Sie ruft in der Firma an. Man sagt ihr, dass ihr Mann derzeit nicht erreichbar und nicht zu sprechen ist.

Evelyne resigniert, verlässt die Wohnung und holt die Kinder von der Schule ab. Kaum sitzt sie mit Dörte und Max im Auto, da bittet die Tochter: »Lass uns doch den Hometrainer aus unserem Wochenendhaus in die Stadt holen. Ich will jeden Tag trainieren. Nicht nur fallweise.«

Zuerst lehnt Evelyne Staudacher das Ansinnen der Tochter ab. Als aber dann auch der Junge darauf drängt, überlegt sie: Eigentlich möchte sie auch wieder einmal ins Wochenendhaus. Ihr Mann wollte in letzter Zeit nie aus der Stadt.

Dabei liegt es so schön, ganz nahe am See. Sekunden später biegt die Mutti unter dem Jubel der Kinder in eine Seitenstraße ab. Es geht in Richtung Wochenendhaus.

Nach 30 Minuten ist man am Ziel. Es ist ruhig in der Siedlung. Nur ganz weit weg vom Wochenendhaus der Staudachers sieht man zwei Autos stehen. Mutter und Kinder beachten die Fahrzeuge gar nicht. Kaum hat Evelyne Staudacher die Türe des Gartenzauns aufgesperrt und strebt dem Wochenendhaus zu, da stürzen die beiden Kinder zur Schaukel und probieren sie aus.

Evelyne Staudacher sperrt die Türe zum Wochenendhaus auf. Kaum steht sie im Vorraum, bleibt sie auch schon wie erstarrt stehen. Es gibt keinen Zweifel: Das Haus ist beheizt. Es ist wohlig warm drinnen. Evelyne Staudacher spürt plötzlich: Sie ist nicht allein. Da ist jemand. Sie betritt das Wohnzimmer und blickt zur offen stehenden Türe zum Schlafzimmer. Da hört sie Geräusche. Sekunden später steht sie vor dem Ehebett. Vor ihr – in eindeutiger Situation – ihr Mann Wolfgang mit einer jungen blonden Frau. Erschrocken blicken die beiden auf.

»Evelyne! Was machst du da?«, fragt Wolfgang Staudacher in seiner Verlegenheit. Und während sich die Blondine ankleidet und fluchtartig das Wochenendhaus verlässt, um zu ihrem Wagen zu eilen, meint er leise: »Ich kann dir das alles erklären. Das ist nicht so, wie du denkst.«

Evelyne steht kreidebleich vor ihm. Sie stammelt immer nur: »Raus hier. Und lass dich nie wieder bei mir und den Kindern blicken!«

Wolfgang erkennt, wie ernst es seiner Frau ist. Er zieht es vor, sich ebenfalls anzuziehen und zu gehen. Er denkt, dass sich alles wieder in Ordnung bringen lässt. Doch Evelyne ist so gekränkt und enttäuscht, dass sie ihm nicht verzeihen kann. Sie setzt alles in Bewegung, dass es binnen weniger Monate zu einer Scheidung kommt. Sie will mit diesem Mann nicht mehr unter einem Dach leben.

Sie weiß, dass sie ein schweres Leben vor sich hat. Sie will sich dem Schicksal stellen. Sie zieht mit den Kindern ins Haus zu ihrer Mutter nach Düsseldorf. Die Mutter ist keine unkomplizierte Frau. Sie will jedem ihren Willen aufdrängen und mischt sich unentwegt in die Erziehung der Kinder ein.
Evelyne bekommt von ihrem Mann nicht genug Geld, um sorgenfrei leben zu können. Sie nimmt wieder ihren alten Beruf als Sprechstundenhilfe bei einem Zahnarzt auf. Als dieses neue Leben einige Wochen gelaufen ist, kommt Evelyne in die Krise.

Sie hat keine Nerven mehr. Sie bricht am Arbeitsplatz bei jeder Gelegenheit in Tränen aus. Sie kann sich zu Hause zeitweise gegen die Kinder nicht richtig durchsetzen. Sie hat endlose Diskussionen mit ihrer Mutter. Beruf und Haushalt: Die Doppelfunktion stellt eine große Belastung dar. Mitunter sitzt sie da, hält sich mit beiden Händen die Ohren zu und murmelt immer wieder vor sich hin: »Ich halte das nicht mehr aus. Ich halte das nicht mehr aus!«

Und eines Tages ist Evelyne Staudacher derart mit den Nerven fertig, dass sie einen Arzt aufsucht. Sie zittert am ganzen Körper, als sie ihm erzählt: »Ich fühle mich total kaputt. Ich bin den ganzen Tag nervös. Bin ich krank? Was kann ich tun? Es ist unmöglich, mein Leben zu ändern.«

Der Arzt schickt die junge Frau ins Labor zu einer gründlichen Durchuntersuchung. Dann meint er: »Sie sind vollkommen gesund. Sie haben allerdings schwache Nerven.« Fassungslos wirft sie ein: »Ich bewundere meine Mutter. Sie kümmert sich, während ich bei der Arbeit bin, um die Kinder. Das ist kein Honiglecken. Aber sie schafft das alles locker. Ja, mitunter bekocht sie uns alle auch noch. Ich frage mich oft, wie sie das schafft. Ich bin ein nervliches Wrack.«

Der Arzt betont: »In Ihrem Alter müsste eine Frau mit all diesen Turbulenzen fertig werden. Bei Ihnen müssen wir etwas nachhelfen. Da ist gar keine großartige Behandlung notwendig. Es gibt eine klassische Naturarznei, mit der Sie Ihre angeschlagenen, geschwächten Nerven wieder aufbauen können. Das ist Naturlecithin.«

Der Arzt geht zu einer Glasvitrine, öffnet sie und deutet auf eine Flasche Lecithin-Elixier: »Das ist der Stoff, den Sie brauchen. Menschen mit schwachen Nerven haben fast immer einen Mangel an Lecithin. Holen Sie sich eine Flasche aus der Apotheke und nehmen Sie 3-mal täglich einen Esslöffel davon ein. Langsam im Mund zergehen lassen.«

Evelynes Augen werden riesengroß. Ihr Mund bleibt offen: »Da staune ich aber. Genau so eine Flasche hat meine Mutter in ihrer Hausapotheke. Davon nimmt sie immer. Jetzt ist mir klar, warum sie alles so locker meistert!«

Die Geschichte von Evelyne Staudacher ist besonders dramatisch. Doch sie ereignet sich öfter als wir glauben. Millionen Menschen leiden wegen solcher und anderer Belastungen an Nervosität. Und sie alle brauchen Hilfe.

Unser Alltag kostet Kraft und Nerven. Hektik und Leistungsdruck fordern heute jeden, oft bis zur letzten Reserve. Viele Menschen sind bereits mittags, andere wieder abends total geschafft. Und wenn berufliche und private Belastungen gleichzeitig auftreten, dann geht uns das schwer an die Nerven. Wir denken dann oft: Wie kann ich diese Nerven wieder stark machen?

Seitdem es Naturlecithin aus der Sojabohne gibt, wird es gegen Nervosität eingesetzt. Die ersten medizinischen Berichte darüber sind im Jahr 1903 erschienen. Daher gilt für viele auch heute noch das Lecithin als Nervenstärker. Manche glauben, es kann gar nichts anderes. Bereits in den Aufzeichnungen des Arztes und Forschers Dr. Buer findet man viele Angaben darüber, wie Menschen durch die Zufuhr von Rein-Lecithin wieder starke Nerven bekommen konnten.

Doch wir leben in einer Zeit, in der sich Ärzte und Wissenschaftler, aber auch die Bevölkerung nicht mit Erfahrungen begnügen. Daher war es notwendig, dass die traditionelle Anwendung des Lecithins geprüft wird.

Im Jahr 1994 führten Dr. Volker Götz und Dr. Heinrich Kessler ihre wissenschaftliche Studie am Institut für Sportmedizin, Stoffwechsel und Umweltmedizin in Hemsbach durch.

Das Ziel war nachzuweisen, dass Lecithin erfolgreich gegen Leistungsabfall, Abgespanntheit und Nervosität, aber auch für eine Verbesserung der geistigen Leistungsfähigkeit eingesetzt werden kann. Für die Studie stellten sich 104 freiwillige Probanden im Alter von 35 bis 65 Jahren zur Verfügung. Sie waren nicht krank, fühlten sich aber antriebslos, zerschlagen, erschöpft, traurig, träge, zerstört, kraftlos, ratlos, vor allem aber sehr nervös. Die Probanden wurden zu Beginn der Studie untersucht, befragt und mit 7 verschiedenen anerkannten psychologischen Testverfahren überprüft. Dauer der Studie war 8 Wochen.

In dieser Zeit wurden die Teilnehmer in zwei Gruppen versorgt. Die einen bekamen 3-mal täglich 20 Milliliter Lecithin als klassisches Tonikum, die anderen eine gleichschmeckende Placebo-Flüssigkeit.
Man spricht in diesem Fall von einer randomisierten, Placebo-kontrollierten Doppelblind-Studie.

Und das war das beeindruckende Ergebnis:

- In der Gruppe jener, die mit Lecithin versorgt wurden, zeigten sich erstaunliche Erfolge, die in der anderen Gruppe nicht festzustellen waren.
- Die Probanden fühlten sich durch die Lecithin-Gaben nach acht Wochen hervorragend. Sie hatten wieder neuen Schwung, Nervosität, Abgespanntheit, Erschöpfung und Müdigkeit waren weg. Die Leistungsfähigkeit nahm wieder zu.
- Die Wissenschaftler verließen sich aber nicht nur auf die subjektiven Aussagen der Teilnehmer. Sie wurden am Ende der Studie wieder untersucht und getestet.
- Interessant dabei: Bereits nach den ersten 14 Tagen war der positive Einfluss des Lecithins zu erkennen. Da fühlten sich die Probanden schon viel besser.
- Das Lecithin-Tonikum wurde von allen gut vertragen.

- All jene, die Schlafprobleme hatten, konnten wieder tiefen und ruhigen Schlaf finden. Und das Wichtigste dabei: Sie fühlten sich nach dem Aufwachen ausgeruht, kräftig und nicht nervös.
- Fast 95 Prozent der Beteiligten waren vom Lecithin so begeistert, dass sie angeben, es weiter einzunehmen.

Diese Studie hat eindeutig bewiesen, dass die klassische traditionelle Anwendung von Lecithin zur Stärkung der Nerven eine wertvolle, wirksame Therapie in unserer modernen, hektischen Zeit sein kann.

Hier die wissenschaftliche Erklärung für die Wirkung: Im zentralen Nervensystem des Menschen befinden sich besonders viele und besonders vielfältige Formen der Phospholipide. Die Schranke vom Blut zum Gehirn ist für diese Stoffe durchlässig. Damit ist die ausreichende Ernährung der Nervenzellen mit diesen Substanzen sichergestellt.

Wenn Lecithin zugeführt wird, kann genügend Acetylcholin gebildet werden.
Und dieses Acetylcholin ist ein wichtiger Überträgerstoff – auch Neurotransmitter genannt. Ist zu wenig von diesem Stoff im Gehirn vorhanden, dann kann es zu schweren geistigen und nervlichen Störungen kommen.

In der internationalen Medizin werden Geisteskranke, die auch unter schweren nervösen Störungen leiden, sehr erfolgreich mit hohen Lecithin-Gaben behandelt.

Daher ist es verständlich, dass bei leichten nervösen Störungen und Erschöpfungszuständen die Zufuhr von kleinen Mengen an Lecithin sinnvoll ist. Außerdem darf man nicht vergessen: Das Gehirn des Menschen besteht – wenn man das Trockengewicht nimmt – zu 25 Prozent aus Phospholipiden. Das macht vollkommen klar, warum Lecithin im zentralen Nervensystem eine führende Rolle spielt.

Man muss sich das vorstellen: Allein im Gehirn und im Rückenmark eines erwachsenen, gesunden Menschen sind unter optimalen Bedingungen an die 100 Gramm Lecithin-Substanzen gespeichert.

Ein gutes Gedächtnis braucht Lecithin

Thomas Lindmann, 48, ist Direktor einer Versicherungsanstalt in Hamburg. Er hat sich in der Firma durch seine Tüchtigkeit im Laufe der Jahre vom kleinen Angestellten emporgearbeitet. Er ist bei allen Kollegen sehr beliebt. Denn er ist als Vorgesetzter streng, aber gerecht. Er ist bekannt für seine raschen, gezielten Entscheidungen, für seine glasklare Art, sich auszudrücken, für sein Supergedächtnis. Thomas Lindmann weiß das auch von sich selbst.

Eines Tages aber ist alles anders. Der Direktor sitzt mit einem seiner Angestellten bei einer Besprechung. Es geht darum, einen ehemaligen Kollegen, der in Frühpension gegangen ist, vorübergehend als Urlaubsvertretung ins Haus zu holen.

»Wenn Sie mir sagen, wie er heißt, dann rufe ich ihn an«, betont Abteilungsleiter Peter Bachmann und erwartet von seinem Chef – wie gewohnt – eine blitzschnelle Antwort. Doch diesmal bleibt die Antwort aus. Direktor Lindmann denkt nach. Der Name fällt ihm nicht ein.

»Das gibt es doch nicht«, murmelt er. »Ich habe mich erst vor kurzem mit ihm getroffen. Wie war doch sein Name?«

Er ruft die Personalabteilung an und hat den Namen in wenigen Minuten. An sich ist das eine Szene, wie sie tausende und abertausende Male passiert. Doch Thomas Lindmann ist geschockt. Als Peter Bachmann gegangen ist, schreitet er langsam in seinem Büro auf und ab. Er muss sich eingestehen: In jüngster Zeit hat er immer wieder solche Gedächtnisausfälle. Dann hat er Mühe, sich an Namen, Adressen und vertraute Telefonnummern zu erinnern.

Doch das ist nicht alles. Er vergisst zu Hause, wo er seine Autoschlüssel, die Haustorschlüssel oder seine Armbanduhr hingelegt hat. Und er muss schon hin und wieder vom Auto zum Haus zurückgehen, um nachzusehen, ob er auch wirklich die Haustüre zugesperrt hat.

Der Gedanke an all diese Erlebnisse beunruhigt ihn. Doch dann verdrängt er ihn und wendet er sich wieder dem Tagesgeschäft zu. Spontan fällt ihm ein, dass er ja heute den Vertrag an eine große Firma wegschicken muss. Einen Vertrag, der noch einmal überdacht und mit einigen Einschränkungen versehen werden muss.

Er blickt auf die Eingangsmappe auf seinem Schreibtisch, findet den Vertrag nicht. Spontan reißt er die Türe zu seiner Sekretärin auf und ruft unwillig in den Nebenraum: »Frau Schneider, ich habe Ihnen gestern gesagt, dass ich heute den Vertrag für diese griechische Importfirma brauche. Warum liegt er noch nicht bei mir auf dem Schreibtisch? Ich finde das sehr nachlässig von Ihnen.«

Margit Schneider räuspert sich. Das tut sie immer, wenn sie sich ärgert. Dann sagt sie leise, aber bestimmt: »Herr Direktor, der Vertrag liegt seit gestern auf Ihrem Schreibtisch. Ich selbst habe Ihnen das Papier in die Hand gegeben, als Sie mit Ihrer Frau telefoniert haben.«

Direktor Lindmann will aufbrausen, will das alles abstreiten. Doch er sagt nichts, geht in sein Büro zurück, um den Vertrag zu suchen.

Dabei versucht er sich intensiv daran zu erinnern, dass Frau Schneider ihm das Papier ausgehändigt hat. Er kann sich beim besten Willen nicht mehr daran erinnern. Er schaut jedes Blatt

Papier auf seinem Schreibtisch an. Kein Vertrag. Er durchsucht alle Laden. Kein Vertrag. Er geht hinüber zur Kommode und kontrolliert alle Mappen. Da liegt der Vertrag. Und zwar genau dort, wo er nicht hingehört. Thomas Lindmann ruft zu seiner Sekretärin hinaus: »Alles in Ordnung. Ich habe den Vertrag gefunden. Tut mir leid!«

Er hat sich bemüht, es ganz lässig zu sagen. In Wahrheit macht ihm der Vorfall wieder schwer zu schaffen. Es ist neuerlich ein Beweis, dass er Gedächtnislücken hat und in letzter Zeit vieles vergisst. Noch hofft er, dass es den Mitarbeitern nicht auffällt. Denn er gilt in der Firma als der Mann mit dem Super-Hirn, weil er einfach nichts vergisst.

Diese Hoffnung zerfällt, als Frau Schneider an diesem Tag kurz vor Büroschluss in sein Zimmer tritt und leise fragt: »Chef, haben Sie private Probleme oder Sorgen?« »Nein, wieso kommen Sie darauf?«, will Thomas Lindmann wissen.

Frau Schneider ist vermutlich die Einzige in der Firma, die sich das zu sagen getraut: »Sie sind seit einiger Zeit etwas anders. Und vor allem: Sie haben Probleme mit Ihrem sonst so blendenden Gedächtnis. Ich merke das schon seit einigen Wochen.«

Thomas Lindmann ist wie vom Blitz getroffen. Es ist ihm peinlich, was er da hört. Er meint ganz leise: »Ich hatte gehofft, es merkt keiner. Ich mache mir bereits große Sorgen. Bitte, machen Sie mir morgen sofort einen Termin bei meinem Arzt!«

Am nächsten Tag sitzt der Versicherungsdirektor im Sprechzimmer seines Arztes. Der beobachtet den Patienten und fragt: »Was ist denn passiert? Sie wirken so vollkommen zerstört.«

Thomas Lindmann erzählt ihm von seiner mangelnden geistigen Fitness und von seinen Gedächtnisausfällen. Und er fügt hinzu: »Wissen Sie, was mich so verrückt macht? Ich kann mich haarscharf daran erinnern, was ich bei meiner Abiturfeier gegessen habe, wo ich immer in meiner Jugend meine Comics aufbewahrt habe. Und wie die beste Freundin meiner Mutter hieß. Aber ich merke mir nicht, wo sich ein Vertrag befindet, den ich am Tag zuvor hingelegt habe.«

Der Arzt nickt: »Ja, zugegeben, das ist unangenehm. Aber keine Katastrophe. Das passiert doch vielen Menschen in jedem Alter immer wieder. Das kriegen wir doch sicher bald wieder hin.«

Aufgeregt sagt Thomas Lindmann: »Ich sehe das nicht so locker, Herr Doktor. Geistige Ausfälle können doch das erste Anzeichen für einen Gehirnschlag sein. Ich habe Angst!«

Der Arzt beruhigt ihn: »Sie haben sich doch erst kürzlich total durchchecken lassen. Ihre Werte sind vorbildlich. Aber, wenn Sie wollen, machen wir noch einmal alle notwendigen Tests und Untersuchungen.«

Thomas Lindmann will das unbedingt. Die Ergebnisse sind wieder bestens. Der Versicherungsdirektor ist gesund. Herz und Kreislauf, aber auch alle anderen Organe sowie die Gefäße sind in bestem Zustand.

Verunsichert fragt er seinen Arzt: »Warum habe ich dann plötzlich so ein schlechtes Gedächtnis? Altere ich frühzeitig?«

Der Mediziner schüttelt den Kopf: »Keine Spur. Dieses Problem haben oft auch ganz junge Menschen. So wie Ihr Wagen nur dann gut fährt, wenn er sein Super-Benzin hat, so braucht auch Ihr Gehirn einen Treibstoff, einen Sprit. Sie haben plötzlich einen Mangel an diesem Stoff. Vielleicht weil Sie sich nicht gesund genug ernährt haben, vielleicht, weil Ihr Körper durch Stress zu viel davon verbraucht hat. Sie brauchen einfach mehr Lecithin!«

Thomas Lindmann fragt sofort nach: »Wie komme ich an dieses Lecithin?«

Die Antwort des Arztes lautet: »Indem Sie es einfach einnehmen. Ich würde raten: zwei bis drei Monate. Und Sie werden sehen. Nach dieser Kur mit Naturlecithin sind Sie wieder das Super-Hirn in Ihrer Firma!«

Wenn wir ehrlich sind, so kämpfen viele von uns in irgendeiner Weise gegen das Vergessen. Wir können uns nicht immer auf unser Gedächtnis verlassen. Ein schlechtes Gedächtnis wird oft mit dem Älterwerden in Verbindung gebracht. Das kann sein. Es ist ein natürliches Phänomen, die Folge von Verschleißerscheinungen. Vor allem haben ältere Menschen Schwierigkeiten, sich neue Informationen zu merken. Man spricht in diesem Zusammenhang vom schlechter werdenden Kurzzeit-Gedächtnis.

Die Vergesslichkeit kann aber alle treffen: die Jungen wie die Alten. Jeder von uns hat schon verzweifelt nach dem Hausschlüssel gesucht, hat einen Namen, eine Adresse oder eine Telefonnummer vergessen. Die Erklärung für ein Nachlassen des Gedächtnisses: unsere Lebensweise.

Mit zunehmendem Stress, Ängsten und depressiven Verstimmungen nimmt die Fähigkeit des Gehirns ab, Informationen zu speichern.

Mit drei Therapiemöglichkeiten kann man das Erinnerungsvermögen wieder aktivieren: mit geistigem Training, vielfach auch als »Gehirn-Jogging« bezeichnet, mit einer ausgewogenen, gesunden Ernährung und mit der Zufuhr von Naturlecithin.

Wenden wir uns einmal dem Gehirntraining für ein besseres Gedächtnis zu. Dazu muss man sich vorstellen: Unser Gedächtnis ist wie ein Muskel. Genauso, wie wir Sport treiben müssen, um unseren Körper in Form zu halten, so müssen wir auch unser Erinnerungsvermögen trainieren, wenn es leistungsfähig bleiben soll. Hier die wichtigsten Maßnahmen:

- Bauen Sie Stress ab und erholen Sie sich nicht nur körperlich, sondern auch geistig. Gönnen Sie sich ruhige Mußestunden. Lesen Sie ein Buch. Hören Sie Musik.

- Benützen Sie nicht für jede kleinste Rechnung einen elektronischen Taschenrechner. Wenn das Gehirn in Schwung bleiben soll, dann müssen Sie auch wieder im Kopf rechnen.
- Lernen Sie doch wieder einmal ein Gedicht, wie Sie es früher in der Schule machen mussten.
- Lösen Sie Kreuzworträtsel. Neueste Studien haben ergeben, dass diese Freizeitbeschäftigung ein hervorragendes Gedächtnistraining darstellt.
- Treiben Sie Freizeitsport draußen in der Natur. Oder machen Sie Atemübungen. Das Gehirn braucht auch die regelmäßige Zufuhr von Sauerstoff.
- Apropos Sauerstoff: Wenn Sie den ganzen Tag in einem Raum sitzen und arbeiten und Sie merken, dass die Gedächtnisleistung nachlässt, dann öffnen Sie einfach für einige Zeit das Fenster. Lüften kann dem Gehirn schnell neue Impulse geben.
- Wenn Sie morgens etwas lernen, dann ist das Kurzzeit-Gedächtnis in voller Fahrt. Sie werden es sich schnell merken und können dann am Vormittag, vielleicht auch noch am Nachmittag damit brillieren. Sie werden das Gelernte aber sehr bald wieder vergessen.
- Wenn Sie hingegen am Nachmittag – sicher mit mehr Mühe – lernen, dann bleibt die Erinnerung daran für Monate und Jahre. Voraussetzung allerdings ist, dass das Gehirn optimal mit »denkfördernden Stoffen« versorgt ist. Der Wichtigste dabei ist Lecithin.

Wenden wir uns nun der speziellen Ernährung zu, die unser Gedächtnis positiv beeinflussen kann.

- Wir müssen uns vorstellen: Unser Gehirn ist unersättlich. Es beträgt nur 2 Prozent unseres Körpergewichtes, verbraucht aber 20 Prozent unserer aufgenommenen Energie und 40

Prozent des eingeatmeten Sauerstoffs. Daher betonen Ärzte und Ernährungswissenschaftler der Universität von New York: Wir alle müssen unserem Gehirn, damit es aktiv bleibt und optimal arbeitet, jeden Tag ganz bestimmte Substanzen zuführen. Und die finden wir in unserer Nahrung in speziellen Naturprodukten.

- Unser Gehirn braucht Sauerstoff und muss ihn eine Zeit lang speichern können. Dabei helfen Blattgemüse, vor allem Kopfsalat, Spinat und frische Kräuter.
- Unser Gehirn braucht das Spurenelement Zink: Essen Sie Tomaten, Avocados, Karotten.
- Unser Gehirn braucht auch die Spurenelemente Kupfer und Phosphor. Sie sind in Trockenfrüchten enthalten: in Datteln, Feigen, Aprikosen, Rosinen, Pflaumen und getrockneten Apfelringen.
- Aktivierend fürs Gehirn sind auch die ätherischen Öle Eugenol und Estragol. Sie sind im frischen Basilikum enthalten. Daher eine ideale unterstützende Gaumenfreude fürs Denken: Mozzarella, Tomaten und Basilikum-Blätter. Damit wird der Hirnstoffwechsel rasch angekurbelt.
- In erster Linie aber braucht unser Gehirn für das Lernen und Speichern von Wissen Lecithin. Es ist in Milchprodukten, Eiern, in der Makrele, im Hering, in Haferflocken und im Distelöl enthalten. Meistens nehmen wir mit der Nahrung aber nicht genug Lecithin auf. Daher ist das Naturlecithin aus der Apotheke für das Gedächtnis von großer Bedeutung.

Wir sollten jetzt unser Augenmerk dem Einsatz von Lecithin für ein besseres Gedächtnis zuwenden.
Wann immer man sich in der Medizin – vor allem in der Altersforschung – um ein besseres Gedächtnis eines Menschen bemüht, so spielt dabei der Einsatz von Lecithin eine bedeutende Rolle.

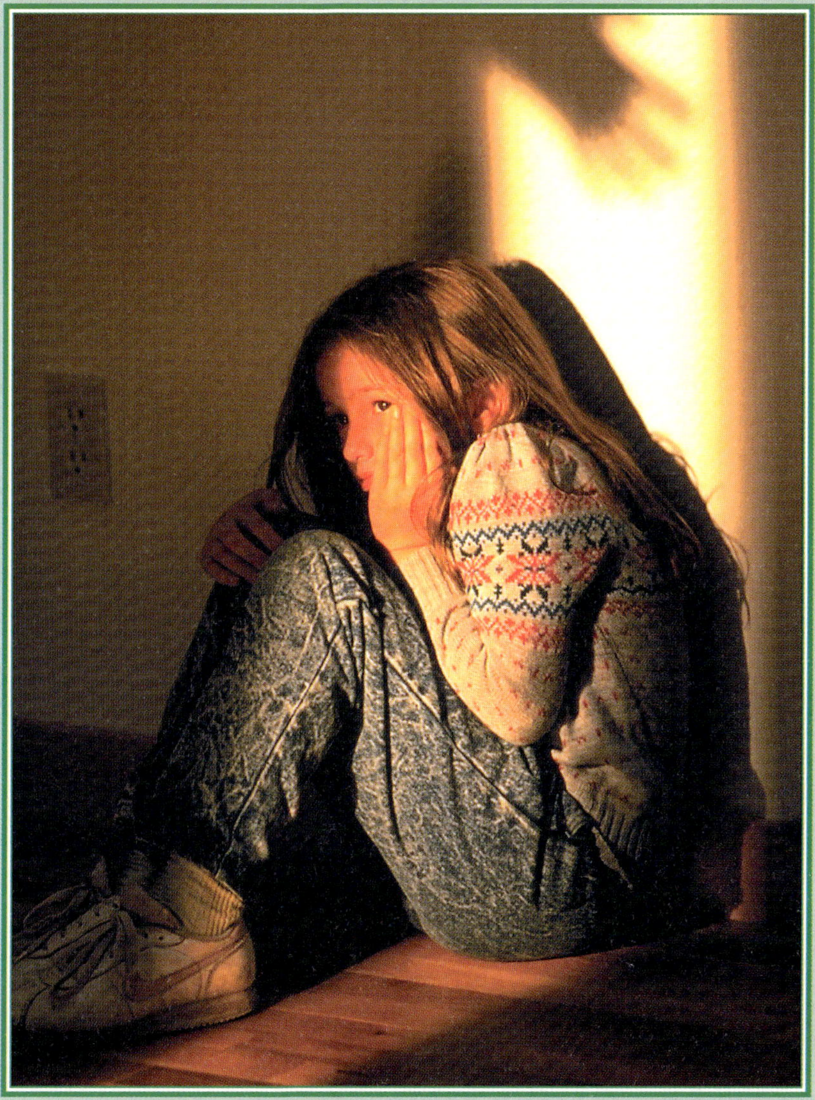

Lecithinmangel führt auch zu Aggression und Angst.
Lesen Sie auf Seite 34.

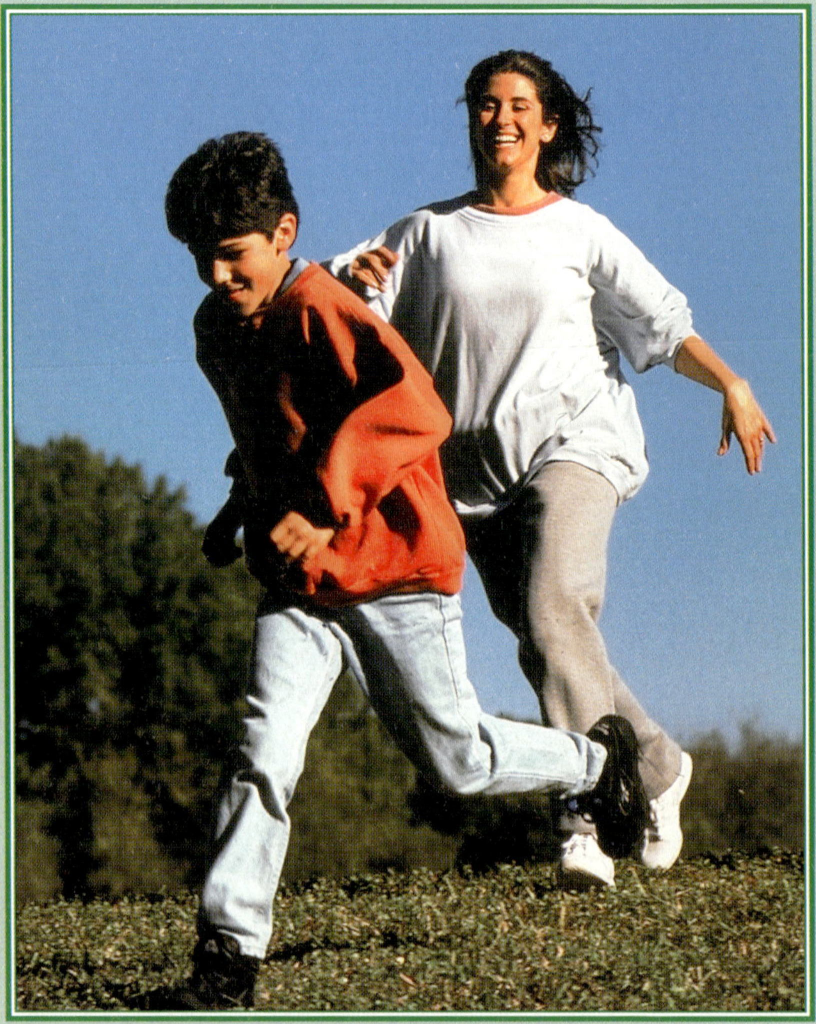

Berufstätige Mütter
sind heute extremen Anforderungen
ausgesetzt – Lecithin hilft,
auch schwierige Lebenslagen besser zu meistern.
Lesen Sie auf Seite 51 f.

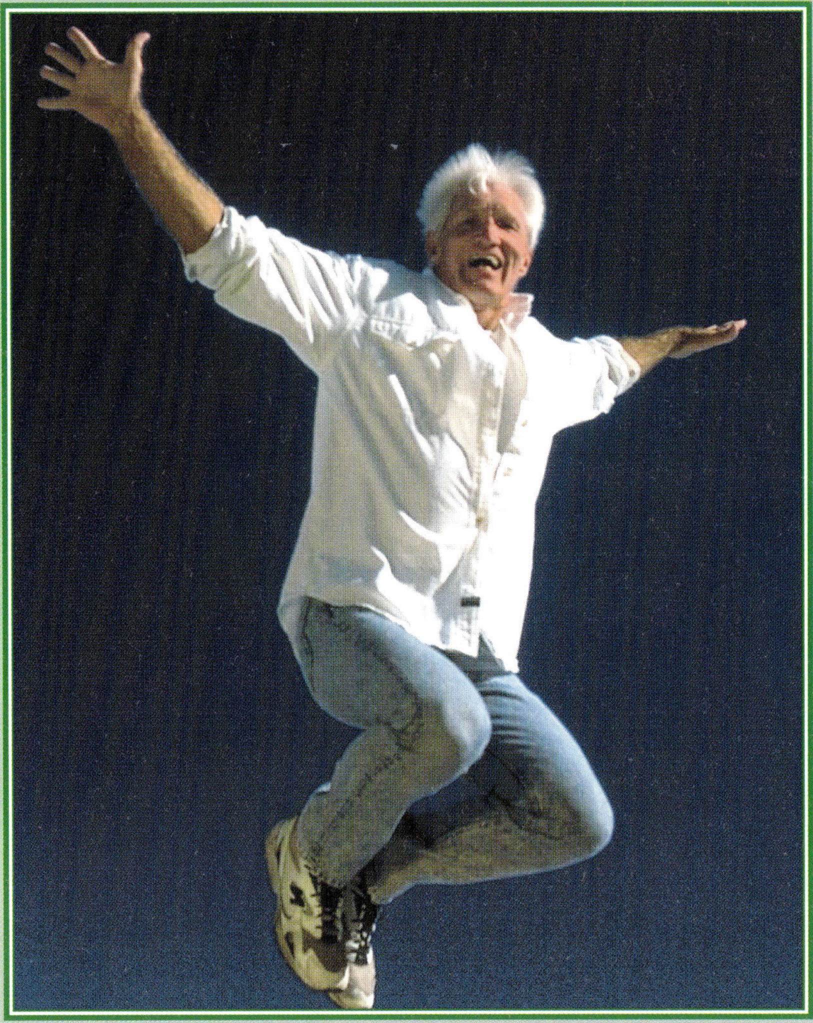

Ein gutes Gedächtnis erhalten Sie mit
Gehirntraining und – mit Lecithin!
Lesen Sie alles über Ihre Chance,
sich über Ihr gutes Gedächtnis zu freuen
auf Seite 58 f.

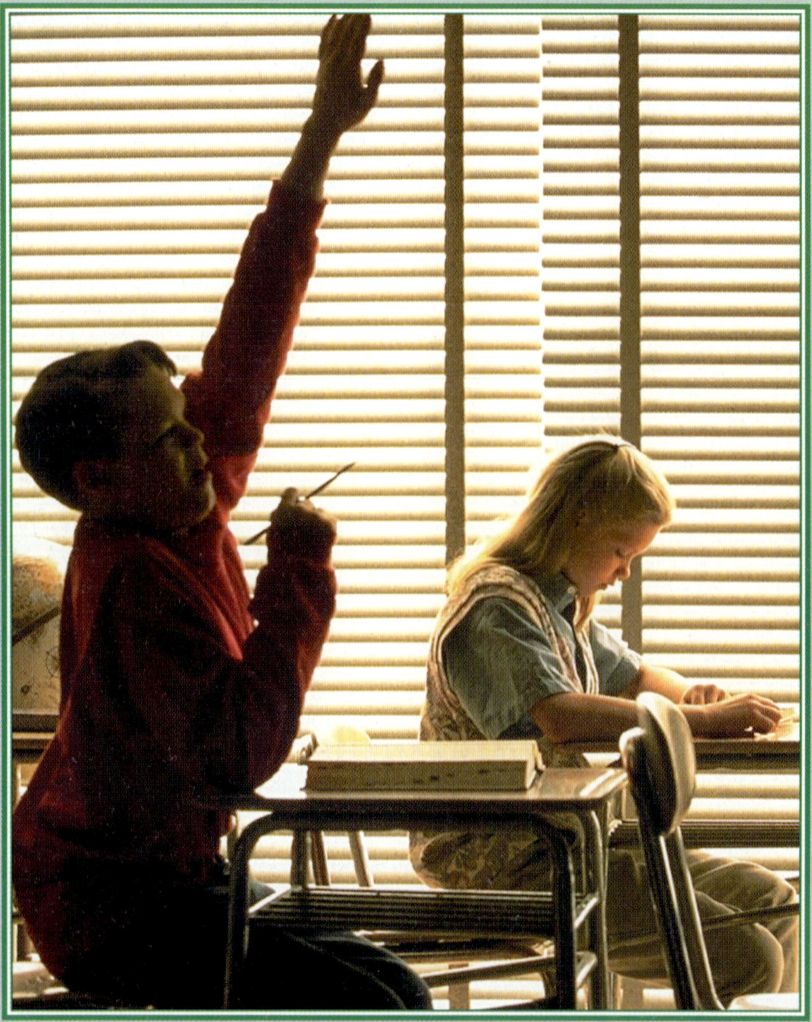

Lecithin fördert das Konzentrationsvermögen und hilft, Lernschwierigkeiten besser zu meistern.
Lesen Sie auf Seite 68 f.

Man weiß heute ganz genau, warum und wie das Lecithin positiv auf unser Gedächtnis wirkt. Ein wesentlicher Bestandteil des Lecithins ist das Cholin. Es ist der entscheidende Faktor für unsere Gedächtnisleistung. Und das funktioniert so:

Aus dem Cholin wird im menschlichen Organismus Acetylcholin produziert. Dieses Acetylcholin spielt als sogenannter Neurotransmitter bei der Gedächtnisspeicherung eine wichtige Rolle. Fehlt das Acetylcholin, dann ist das Kurzzeit-Gedächtnis blockiert und neu erworbenes Wissen kann nicht gespeichert werden. Das kann auch schon bei Schulkindern der Fall sein. Umgekehrt konnte in Tests bewiesen werden, dass mit der Aufnahme von Naturlecithin Lern- und Gedächtnisstörungen behoben werden konnten. Im Alter funktionieren ganz bestimmte Rezeptoren für das Acetylcholin nicht mehr richtig. Auch da konnte bewiesen werden: Wenn man viel Lecithin zuführt, wenn also eine sehr hohe Acetylcholinkonzentration im Gehirn vorhanden ist, dann können vorhandene Ersatzrezeptoren aktiviert werden und die Funktion des Gedächtnisses wird wieder hergestellt.

Wie nun Lecithin das Gedächtnis wieder in Schwung bringt, konnte in zwei Studien anschaulich dokumentiert werden.

Die erste Studie wurde im Jahr 1986 von Dr. M. Panijel, Arzt für innere Krankheiten, in Frankfurt durchgeführt. Insgesamt nahmen 90 Patienten, 30 Männer und 60 Frauen, daran teil, die Symptome einer Gedächtnisstörung aufwiesen.

Das Durchschnittsalter betrug 55 Jahre. Ihr geistiges Leistungstempo und die Speicherkapazität ihres Gehirns wurden zur Beginn der Studie getestet und gemessen. Es handelte sich um einen randomisierten, kontrollierten Doppelblindversuch mit leichten und mittelschweren Fällen von Gedächtnisschwäche. Eine Gruppe der Probanden bekam 8 Wochen lang 3-mal täglich 2 Compact-Faszikel Naturlecithin aus der Apotheke. Die andere Gruppe bekam ein Placebo von gleichem Geschmack und gleichem Aussehen, nur ohne Wirkung. Niemand – auch nicht die betreuenden Ärzte – wusste, wer was bekommen hatte.

Und das war das Ergebnis: Die Gruppe, die mit Lecithin versorgt wurde, lieferte in mehreren wissenschaftlichen Tests hervorragende Ergebnisse: und zwar beim sogenannten Zahlen-Verbindungstest (ZVT-G), bei der Nürnberger-Alters-Selbstbeurteilungs-Skala (NAS), beim Nürnberger-Alters-Fragebogen (NAF) und beim Gedächtnis-Test (GED). Den Zahlen-Verbindungstest kann übrigens jeder zu Hause auch durchführen. Schreiben Sie auf einem Blatt Papier die Zahlen 1 bis 30 vollkommen durcheinander und ungeordnet.

Dann nehmen Sie einen Stift zur Hand und versuchen, so rasch wie möglich, die Zahlen in der richtigen Reihenfolge miteinander zu verbinden. Im Rahmen der Studie benötigten die Probanden zu Beginn 50 Sekunden, nach der 8-Wochen-Kur mit Lecithin etwa 37 Sekunden. Bereits nach 2 Wochen Lecithin-Zufuhr war die Zeit schon beachtlich besser.

Die Studie hat bewiesen: Lecithin ist ganz deutlich für die Verbesserung der Gedächtnisleistung verantwortlich. Man kann sagen: Lecithin hilft uns zu lernen und wichtige Dinge geistig zu behalten.

Die zweite Studie über den Einfluss von Lecithin auf das Lernen und auf die Qualität des Gedächtnisses wurde im Jahr 1990 unter der Leitung von Prof. Dr. Hardo Sorgatz am Institut für Psychologie der Hochschule von Darmstadt durchgeführt. 78 Probanden im Alter von 45 bis 55 Jahren wurden über Zeitungsanzeigen gesucht und nach ersten Gesprächen zu einer Testsitzung eingeladen. Danach wurden sie in zwei Gruppen 9 Wochen lang ganz speziellen Tests unterzogen. Eine Gruppe erhielt morgens 30 Milliliter und abends 60 Milliliter flüssiges Naturlecithin. Die andere Gruppe erhielt ein Placebo-Präparat mit gleichem Geschmack und gleichem Aussehen.

Und das waren die schwierigen Tests:

- 15 Zeichnungen wurden gezeigt, mussten geistig behalten und dann nach einer Pause vier Vorlagen zugeordnet werden.
- Die Probanden mussten aus dem Gedächtnis einen Stadtplan nachzeichnen, in den sie nur kurz Einblick hatten.
- Sie mussten 20 sehr schwierige türkische Vokabeln lernen.
- Sie mussten 13-stellige Telefonnummern den richtigen Anschlüssen mit Namen und Adressen zuordnen.
- Sie mussten 24 Einzelteile eines umfangreichen Bauprojektes in Erinnerung behalten und wiedergeben.
- Sie mussten nach dem kurzen Studium von Firmen-Emblemen die Zeichen ihren richtigen Umrandungen zuordnen.

Und hier das Ergebnis des Gedächtnis-Tests:

Bei jenen Probanden, die täglich Lecithin einnahmen, konnte die Gedächtnisleistung deutlich verbessert werden. Wobei Prof. Dr. Sorgatz betont: »Es kam zu einem Anstieg der geistigen und körperlichen Vitalität.« Viele andere Wissenschaftler haben aus dieser Studie den Schluss gezogen: »Es ist bereits für Menschen ab 40 zu überlegen, in längeren Zeitabschnitten Lecithin zu nehmen. Absolut wichtig ist diese Maßnahme für Menschen ab 60.«

Interessant ist der Schluss, zu dem bereits im Jahr 1983 Prof. Dr. T. R. Watkins von der Universität von Delaware, gekommen ist. Er schrieb unter das hervorragende Ergebnis einer Gedächtnisstudie: »Lecithin ist wichtig fürs Lernen, für das Behalten und Wiederabrufen des Wissensgutes. Das Cholin aus dem Naturlecithin führt bei allen Gedächtnis- und Lernübungen zu besseren Resultaten.«

Man darf nun nicht annehmen, dass Lecithin so etwas wie eine »Lerndroge« oder ein ähnliches Wundermittel ist, wie sie oft angepriesen werden. Im Gegenteil: Es ist eine Natursubstanz, die bei Gedächtnisproblemen im Körper zu wenig vorhanden ist und daher aufgefüllt werden muss, damit das Gedächtnis wieder normal funktioniert.

Ohne Lecithin – keine Konzentration

Ein warmer, sonniger September-Vormittag liegt über Wien. Der Himmel ist azurblau. Es ist, als ob der Sommer zurückgekommen wäre. Gerade das richtige Wetter, um in Urlaubsstimmung zu kommen.

Dazu haben nur wenige Zeit. Auf keinen Fall die Kinder über 6 Jahre. Der Grund: Die Schule hat vor ein paar Tagen wieder begonnen.

Hannes Wiesberger, 8, besucht die 2. Klasse der Grundschule in Wien- Favoriten. Er hat seinen Platz in der dritten Reihe. Die Lehrerin Katharina Peck, 29, diktiert den Kindern Übungssätze. Alle schreiben eifrig. Nur Hannes nicht. Er kritzelt hin und wieder ein paar Worte hin.

Dann lächelt er, starrt zur Decke, träumt. Die Lehrerin steht jetzt dicht vor ihm: »Hannes, warum konzentrierst du dich nicht ein wenig mehr? Interessiert dich die Geschichte nicht?« Hannes stammelt: »O, ja doch, Frau Lehrerin. Das ist alles sehr interessant.« »Warum schreibst du dann nicht?« »Ich muss immer an die Sonne und an den blauen Himmel draußen denken!«

»Das musst du dir bis nach der Schule aufheben. Was habe ich denn gerade eben diktiert? Wie hat der Satz gelautet?«, prüft die Lehrerin den Schüler. Hannes kratzt sich hinter dem Ohr und stottert dann hervor: »Der Hase ist lautlos!« Die ganze Klasse brüllt los vor Lachen. Die Lehrerin schüttelt schmunzelnd den Kopf: »Nein, mein Lieber. Ich habe gelesen: Auf der Straße sind Autos. Du hörst ja gar nicht zu. Was hast du denn überhaupt in dein Heft geschrieben?«

Sie schaut nach und muss feststellen: Da sind bloß einzelne Worte hingekritzelt. Dazwischen hat Hannes Blumen gezeichnet. Die Lehrerin weiß sich nicht zu helfen und murmelt: »Hannes, bitte sag' deiner Mutter, sie soll morgen zu mir kommen.«

Am nächsten Morgen sitzt Maria Wiesberger blass und nervös der Lehrerin gegenüber: »Was hat mein Sohn denn angestellt? Was war los?« Die Lehrerin lächelt: »Keine Sorge, Frau Wiesberger. Er hat nichts angestellt. Aber ich mache mir Sorgen. Hannes ist völlig unkonzentriert während des Unterrichts. ich beobachte ihn schon seit einiger Zeit. Seine Gedanken sind so sprunghaft. Er ist vergesslich, zeigt eine deutliche Lernschwäche und hat sehr oft Blackouts. Dabei war er im vergangenen Schuljahr ein so guter Schüler.«

Dann wendet sie sich vertrauensvoll an die Mutter: »Gibt es Probleme in der Familie? In Ihrer Ehe vielleicht? Oder hat Hannes irgendwelche anderen Sorgen?« Die Mutter verneint: »Es ist alles in bester Ordnung. Hannes ist auch nicht krank. Er ist zu Hause immer bestens gelaunt. Allerdings, wo Sie es sagen: Ich finde auch, dass er sehr unkonzentriert ist. Was können wir da tun? Soll ich einen Arzt mit ihm aufsuchen?« Die Lehrerin nickt: »Ich glaube, das wäre ganz gut!«

Tags darauf nimmt die Mutter mit ihrem Sohn den Termin beim Arzt wahr. Er hört sich die Geschichte an und meint: »Nach den Sommerferien sind viele Kinder in der Schule unkonzentriert. Hannes ist gesund. Vielleicht sollte er sich ein wenig mehr im Freien aufhalten. Das Gehirn braucht Sauerstoff. Er sollte weniger lange vor dem Fernsehapparat sitzen, abends früher zu Bett gehen. Außerdem geben Sie ihm ein Taschentuch mit, in das

Sie einige Tropfen Rosmarinöl, Basilikumöl, Lorbeeröl oder Pfefferminzöl geträufelt haben. Er soll zwischendurch immer wieder daran schnuppern. Diese Aromatherapie kann leichte Konzentrationsschwächen überbrücken helfen.«

Hannes macht, was der Arzt rät. Doch die Konzentrationsschwierigkeiten in der Schule sind nach wie vor vorhanden. Da entscheidet der Arzt nach ein paar Tagen: »Dann kann es nur ein Mangel an Lecithin sein. Das Naturelixier Lecithin ist ein kleines Wundermittel, wenn jemand an Konzentrationsschwäche leidet. Hannes soll verstärkt Nüsse, Sonnenblumenkerne, Eier, Buttermilch, Bananen und Schokolade essen. Da ist überall Lecithin drinnen.

Das allein ist aber zu wenig. Ihr Sohn soll über einen längeren Zeitraum Lecithin in Form von Dragees oder Compact-Faszikel einnehmen. Sie werden sehen: Dann wird er sich besser konzentrieren können und die Lehrerin wird wieder zufrieden mit ihm sein.«

Familien mit Kindern wissen es: Die ersten Wochen im neuen Schuljahr sind immer aufregend und turbulent. Die Schule hat wieder begonnen. Lehrer und Eltern wünschen sich, dass die Mädchen und Jungen gute Lernerfolge erzielen und gesund durch das neue Schuljahr kommen.

Das darf man nicht dem Zufall überlassen. Dafür können Eltern und Großeltern eine Menge tun.

Unsere Kinder können nur optimale Leistungen erbringen, wenn sie genügend körperlichen, geistigen und seelischen »Sprit« bekommen.

- Dabei spielt zum Beispiel die tägliche Ernährung eine große Rolle. Lassen Sie nicht zu, dass die Kinder morgens zu spät aufstehen, noch ganz verschlafen ohne Frühstück aus dem Haus gehen und sich dann vielleicht am nächsten Kiosk mit Schokolade oder Bonbons versorgen.

- Die Kinder sollten nicht zu lange fernsehen, rechtzeitig aufstehen und in aller Ruhe ein gesundes Frühstück genießen. Ein ideales Frühstück sollte folgendermaßen aussehen: ein Teller Müsli oder zwei Schnitten Vollkornbrot mit Käse oder Honig, reichlich frisches Obst, rohes Gemüse, Milch, Kräutertee.

- Doch das Frühstück allein genügt nicht, um stark für den Stress der nächsten Wochen zu machen. Die Kinder brauchen mehrere vollwertige Mahlzeiten über den Tag verteilt. Damit sie bis zum Mittagessen fit bleiben, sollten sie ein entsprechendes Pausenbrot dabeihaben.

  Geben Sie dem Kind aber auch Müsli-Riegel, frisches Obst wie Äpfel und Bananen oder Trockenfrüchte mit. Wichtig ist, dass die Schüler damit reichlich Vitamine, Mineralstoffe und Spurenelemente aufnehmen. Diese Vitalstoffe geben Durchhaltekraft. Sinnvoll sind auch Jogurt, Walnüsse, Haselnüsse oder rohe Karotten.

- Psychologen sagen: Damit das Kind tagsüber konzentriert lernen kann, braucht es nachts mindestens 8 bis 9 Stunden ungestörten Schlaf. Dafür sollte der Fernseh-Konsum reduziert werden.

- Die ganze Familie sollte den Kindern zeigen, dass sie an den Aktivitäten der Schule Anteil nimmt und großes Interesse am schulischen Geschehen hat. Nehmen Sie gute Noten nicht als Selbstverständlichkeit hin. Sparen Sie nicht mit Lob. Das ist eine gute Motivation für die weiteren Leistungen.

- Kinder, die ein Musikinstrument erlernen, sollten auch bei großem Schulstress unbedingt weiter musizieren. Studien in Berlin haben ergeben: Aktive Musik fördert bei den Kindern Konzentration und geistige Fitness in der Schule.

- Zeigen Sie Ihrem Kind, dass Sie es lieben. Das ist die beste Motivation.

Es gibt in zahllosen Familien mit einem Schulkind ein großes Problem: Viele Kinder sind nervös, unkonzentriert, geistig nicht sehr fit. Nun handeln manche Eltern und Großeltern in so einer Situation mitunter recht verantwortungslos. Sie versorgen das Kind – ohne mit einem Arzt zu sprechen – mit irgendwelchen obskuren Aufputsch-Medikamenten. Hände weg davon!

Die Natur bietet da eine bessere Möglichkeit: Naturlecithin, den wertvollen und wichtigen Treibstoff für die Kopfarbeit. Zahllose Studien im In- und Ausland haben ergeben: Naturlecithin ist Nahrung fürs Gehirn. Es fördert das schnelle und exakte Denken, steigert spürbar die Merkfähigkeit. Es verbessert die Konzentrations- und Gedächtnisleistung.
Es unterstützt die Speicherung neuer Lerninhalte. Das Kurzzeit-Gedächtnis kann um 20 Prozent verbessert werden. Die Lernquote kann um 30 Prozent verbessert werden. Das geht aus einer Studie des deutschen Arztes Dr. M. Panijel in Frankfurt am Main hervor. Eine andere Studie ergab: Nach 8 bis 10 Wochen Lecithin-Zufuhr kann die Konzentration verdoppelt werden.

Lecithin ist gleichzeitig auch für Kinder eine hervorragende, klassische Nervennahrung. Das war in der traditionellen Überlieferung immer schon bekannt.

Bei vielen Kindern, die sich in der Schule schwer tun, die dabei enorm unter Stress stehen, ist oft ein Mangel an Lecithin die Ursache. Eine gezielte Lecithin-Zufuhr bringt hier überraschende Erfolge, nämlich einen deutlichen Leistungsanstieg mit mehr Spaß am Lernen. Kinder haben die Möglichkeit, Lecithin in Form von Kaudragees aus der Apotheke einzunehmen. Und so sieht eine Fitness-Kur für die Schule aus: 4 Wochen lang 3-mal täglich 2 Lecithin-Dragees.

Auch Erwachsene können natürlich an Konzentrationsschwierigkeiten leiden. Sie werden die Situation vielleicht sogar viel belastender als ein Kind empfinden. Es gibt auch eine

Erklärung, warum heute so viele Menschen Probleme mit ihrer Konzentration haben. Manche machen einfach zu viel: aus Angst, etwas zu versäumen, oder aus Angst, etwas zu vergessen oder von den anderen vergessen zu werden. Dazu kommt noch die unnatürliche, übertriebene Hektik unserer Zeit. Man fährt Auto, telefoniert dabei mit dem Handy und hat gleichzeitig den nächsten Termin im Kopf.
Wir müssen wieder lernen, den anderen zuzuhören, eines nach dem anderen zu erledigen. Dann werden wir uns auch wieder konzentrieren können.

Es gibt eine kleine chinesische Übung, bei der man lernen kann, die Gedanken auf ein einziges Thema zu konzentrieren: Nehmen Sie einen Bissen von einer Scheibe Brot. Kauen Sie nun diesen Bissen ganz langsam. Achten Sie auf gleichmäßige Kieferbewegungen.
Schieben Sie den Brotbrei dabei von einer auf die andere Seite. Achten Sie darauf, dass dieser Brotbrei lange im Mund bleibt. Nicht hinunterschlucken. Konzentrieren Sie sich voll und ganz auf die wechselnden Geschmacksnuancen. Sie können dieselbe Übung auch mit einer entkernten Dattel, mit einer getrockneten Feige oder einer entkernten Dörrpflaume durchführen.

Das alles sind allerdings nur kleine Hilfsmittel. Auch Erwachsene haben nur eine wirkliche, gezielte Chance, wieder mit voller Konzentration durchs Leben zu gehen. Und das ist die Einnahme von Naturlecithin, am besten in Form eines flüssigen Tonikums aus der Apotheke.

Lecithin, der Zündfunke für die Immunkraft

Als Linda Temski, 42, am Montagmorgen in ihre Firma in Berlin kommt, herrscht dort seit langem wieder einmal keine Katerstimmung. Alle sind bester Laune. Sie denken mit

Begeisterung an das vergangene Wochenende. Da gab es den alljährlichen Betriebsausflug. Diesmal war es eine Wanderung durch die bayrischen Berge.

Mit leuchtenden Augen erinnert sich Hans-Peter Schönnemann, Lindas Schreibtisch-Nachbar: »Am spannendsten war wohl, dass uns das Gewitter überraschte. Zum Glück war da die romantische Berghütte, wo wir alle unterkommen konnten. Wir sind zwar alle nass geworden. Aber es war doch ein ungewöhnliches Erlebnis, am Kaminfeuer die Kleidung wieder trocknen zu lassen. Ich hatte den Eindruck, dass sich beim Weiterwandern nach zwei Stunden alle sehr wohl fühlten.«

Linda Temski nickt und hustet: »Das ist richtig. Ist keiner von euch krank geworden nach diesem unfreiwilligen Bad?« Die anderen schütteln den Kopf. Alle sind kerngesund. »Dann habe ich wieder einmal das Pech, die Einzige zu sein, die sich erkältet hat. Ich huste ganz fürchterlich und muss unentwegt niesen. Ich nehme seit gestern Vitamin-C-Brausetabletten. Aber es wird nicht besser!«, stellt Linda Temski fest.

Als die anderen den Raum verlassen haben und wieder an ihre Plätze gegangen sind, meint Hans-Peter Schönnemann vorsichtig: »Linda, mir fällt das schon seit längerer Zeit auf: Du bist sehr oft krank, erkältest dich bei jeder Gelegenheit. Was ist los mit dir?«
Linda Temski erwidert: »Ich beobachte das selbst auch und mache mir Sorgen. Ich bin immer die erste, die sich einen Infekt zuzieht. Mein Immunsystem muss sehr geschwächt sein. Ich kann das nicht verstehen, weil ich mich gesund ernähre und Sport treibe. Ich esse sehr viel Obst und Gemüse, damit also reichlich Vitamine, Mineralstoffe und Spurenelemente. Ich trinke viel Wasser und schlafe jede Nacht acht Stunden.«

Das Gespräch mit dem Kollegen und die neuerliche Erkältung nach dem Regen während des Betriebsausfluges geben Linda Temski zu denken. Sie sucht wieder einmal ihren Arzt auf.

Diesmal will sie es ganz genau wissen: »Warum kann das Immunsystem eines Menschen, der relativ vernünftig lebt, so schwach sein? Was mache ich falsch?«

Der Arzt kennt seine Patientin schon seit einigen Jahren. Er beruhigt sie: »Sie machen nichts falsch. Wir müssen gemeinsam analysieren: Wie stark werden Ihre natürlichen Abwehrkräfte strapaziert und bedroht?«

Linda Temski ist zweifelsohne – wie Millionen andere Menschen auch – vielen gesundheitlichen Gefahren ausgesetzt: Sie wohnt in Berlin an einer sehr verkehrsreichen, lauten Straße. Abgase des Autoverkehrs und Lärm belasten das Immunsystem. Linda Temski hat in der Firma viel Stress, aber auch zu Hause mit ihrer Schwiegermutter und den drei Kindern.

Tagsüber isst sie in der Betriebskantine, wo die Zusammensetzung der Speisen auch nicht immer vorbildlich ist. Linda Temski raucht und trinkt viel Kaffee. Sie erlebt sozusagen Tag für Tag heftige Attacken auf ihr Immunsystem.

Vorsichtig fragt sie den Arzt: »Nützt es etwas, wenn ich noch mehr Vitamine, Mineralstoffe und Spurenelemente zuführe? Mein Apotheker hat mir geraten, gegen die Umweltgifte in meiner Wohngegend Kapseln mit Selen und Zink, mit Betacarotin, den Vitaminen E und C zu nehmen. Was sagen Sie dazu?«

Der Arzt nickt zustimmend: »Auch ich kann Ihnen dazu nur raten. Aber Sie haben bei all den schützenden Substanzen die Wichtigste vergessen – nämlich Lecithin! Lecithin ist ein hochwertiger Naturstoff, den wir alle im Körper haben, aber bei Mangel zuführen müssen.

Es ist eine lebensnotwendige Substanz aus der Gruppe der Lipoide, also ein fettähnlicher Stoff. Es handelt sich dabei um ein Phospholipid. Dieses Lecithin schützt unsere Körperzellen vor Krankheitserregern und anderen aggressiven Giftstoffen, die uns krank machen. Machen Sie eine Kur von 8 Wochen.

Nehmen Sie 3-mal täglich einen Esslöffel Naturlecithin aus der Apotheke. Sie werden sehen, die Anfälligkeit gegenüber allen möglichen Infekten lässt sicher nach!«

Als Linda Temski die Praxis ihres Arztes verlässt, hat sie neue Hoffnung, doch wieder eine bessere Konstitution zu bekommen.

Wenn man das komplizierte System der natürlichen Abwehrkräfte im Organismus eines Menschen verstehen will, muss man wissen, wo die Grundstruktur der Immunkraft zu finden ist: nämlich in jeder einzelnen menschlichen Zelle, von der wir rund 60 Billionen haben.

So eine Zelle besteht aus einem Zellkern, einer Zellmembran, dem Zytoplasma und den Mitochondrien. Die Zellmembran ist die Schutzhülle der Zelle und muss die gesamte Zelle vor Angriffen schützen: vor dem Eindringen von Krankheitserregern, Giften und aggressiven Molekülen.

Die Zellmembran ist dafür von Natur aus bestens ausgerüstet. Man könnte sie als gut funktionierenden Verteidigungswall bezeichnen. Man liest immer wieder davon, dass das Vitamin C in erster Linie die Zellflüssigkeit, das Vitamin A und das Provitamin A Betacarotin die Zellstruktur und das Vitamin E die Zellmembran stärken und schützen.

Es ist aber auch ganz wichtig zu wissen: Die Zellmembran ist vorwiegend aus Phospholipiden zusammengesetzt. Sie besteht aus einer sogenannten »Bilayer Matrix«. Darin lagern die einzelnen Lecithin-Moleküle in einer Doppelschicht.

Diese Membran – angereichert mit Lecithin – hat nicht nur die Aufgabe, die Zelle abzugrenzen und zusammenzuhalten. Sie reguliert auch den Stoffwechsel der Zelle, wie etwa die Aktivierung von Enzymen, den Ein- und Ausstrom von Ionen, die Weiterleitung von Nervenreizen und die Versorgung mit Nährstoffen.

Lecithin bewirkt eine Verbesserung der Durchdringbarkeit und der Beweglichkeit der Zellmembranen, einfach eine bessere Funktion der Zellen.

Die Bedeutung des Lecithins für die einzelne Zelle wird klar, wenn man sich vorstellt, dass bis zu 40 Prozent des Trockengewichts der Zellwand aus Phospholipiden besteht.

Das heißt aber nun: Wenn die Zelle über nicht genügend Lecithin verfügt, dann funktionieren die wichtigsten Abläufe nicht mehr. Dieser Lecithinmangel herrscht dann aber in allen Körperzellen. Und das bedeutet auch eine massive Schwächung der Immunkraft.

Man kann mit Recht sagen: Ohne Lecithin ist keine Zelle lebensfähig. Lecithin ist daher in gewissem Sinne auch der Zündfunke für die Immunkraft in all unseren Körperzellen. Es ist daher sinnvoll, bei einer geschwächten Immunkraft Naturlecithin aus der Apotheke zuzuführen, damit genügend davon in jeder Zelle vorhanden ist.

Vitalität und Energie: Lecithin macht es möglich

Die milde Nachmittagssonne taucht die herbstlichen Isar-Auen am Stadtrand von München in ein faszinierendes Licht. Die Radwege sind stark frequentiert.

Unter den vielen Freizeitsportlern treten auch Max Daudacher, 56, und Dr. Helmut Daudacher, 30, in die Pedale. Vater und Sohn. Sie sind schon lange nicht mehr gemeinsam mit den Rädern unterwegs gewesen.

Sie radeln nun schon eine Stunde dahin, haben immer wieder Pausen eingelegt. Jetzt aber ist der Sohn weit voraus.

Der Vater kommt langsam nach. Dr. Helmut Daudacher wartet schließlich an einer besonders idyllischen Stelle am Isar-Ufer auf ihn.

Endlich hat Max Daudacher den Platz erreicht. Er ringt nach Luft. Der Sohn fordert ihn auf: »Komm, lass uns wieder Pause machen!« Max Daudacher wirkt deprimiert. Leise sagt er: »Du hast recht. Machen wir wieder Pause. Das war vor einem Jahr noch anders. Da hab' ich mit dir noch locker mithalten können. Das ist der Beweis: Jetzt werde ich alt!«

»Das ist doch Quatsch!«, kontert Dr. Helmut Daudacher, »bitte nimm zur Kenntnis, dass dein Sohn Arzt geworden ist und sich ein wenig mit den Vorgängen im Körper auskennt. Du bist dynamisch und sehr jung geblieben. Es hat absolut nichts mit dem Alter zu tun, dass du außer Atem gekommen bist. Das passiert jungen Menschen genauso!«

Sie stellen die Räder ab und setzen sich ins Gras. Der Vater beginnt, mit den Händen die Waden beider Beine zu massieren. Dabei macht er ein besorgtes Gesicht: »Es ist ja nicht nur, dass ich seit einiger Zeit weniger Vitalität habe. Ich beobachte auch etwas anderes, das mich beunruhigt: Wenn ich einige Zeit gewandert bin oder eine Radtour gemacht habe, dann sind meine Muskeln ermüdet und schmerzen oft sogar.«

»Das passiert mir auch, wenn ich beim Freizeitsport übertreibe!«, wirft der Sohn ein. Der Vater lächelt gequält: »Lass mich doch aussprechen. Früher haben sich meine Muskeln schnell wieder erholt. Ich bin nach 5 bis 10 Minuten wieder fit gewesen, konnte weiterwandern oder weiterradeln. Jetzt benötige ich oft 15 bis 20 Minuten, bis sich meine Muskeln wieder erholt haben.«
Der Sohn meint bewundernd: »Da hattest du früher eine sensationelle Kondition. Denn die Erholungsphase für strapazierte Muskeln dauert bei einem normalen, gesunden, jungen Menschen etwa 15 Minuten.«

Max Daudacher hat mit dem Massieren aufgehört, holt vom Fahrrad Getränke. Dann essen sie ein Vollkornbrot mit Käse und löschen den Durst. Und jetzt will es der Vater wissen: »Wenn meine fehlende Vitalität und mangelnde Energie in den Muskeln nicht darauf zurückzuführen sind, dass ich jetzt rapid altere, was ist es dann?«

Dr. Helmut Daudacher klärt den Vater auf: »Mein Lieber, hast du noch nie etwas von einer Mangelerscheinung gehört?«

Empört kontert der Vater: »Also bitte, du weißt doch, dass deine Mutter und ich uns gesund ernähren. Wir essen viel Obst und Gemüse, wenig Fleisch. Und ich nehme in Grippezeiten auch hin und wieder eine Multi-Vitamin-Brausetablette. Da kann man doch keinen Mangel haben.«

Dr. Daudacher erklärt es: »Ja, vielleicht hast du keinen Mangel an Vitaminen, Mineralstoffen und Spurenelementen. Aber, wenn du mir so deine Probleme schilderst, so bin ich überzeugt, dass du einen Mangel an Lecithin hast.«

Er erklärt dem Vater die vielfältige Rolle des Lecithins in menschlichen Organismus und meint abschließend: »Lecithin ist ein Energielieferant. Es ist eine wichtige Grundlage für die Vitalität des Menschen.

Und wenn die Muskeln zu wenig Lecithin in ihren Zellen haben, dann klappt die Energiebereitstellung nicht so gut. Lecithin spielt für Sportler eine ganz gewaltige Rolle.«

»Und du meinst«, fragt der Vater vorsichtig, »wenn ich Lecithin zu mir nehme, dann fühle ich mich wieder fit und komme mir nicht so alt vor?«

Der Sohn nickt. Sie steigen wieder auf ihre Fahrräder und treten fest in die Pedale.

Er spürt: Sein Vater möchte etwas tun, um wieder mehr Fitness, Vitalität und Energie zu haben. Und Dr. Helmut Daudacher weiß auch schon, was er dem Vater am nächsten Tag schenken wird: eine Flasche Lecithin-Tonikum aus der Apotheke.

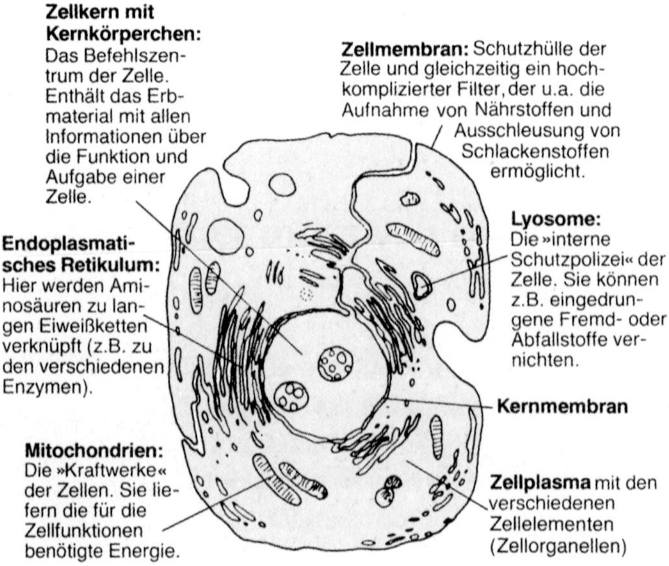

Schematische Darstellung einer Zelle. Aus: Peer, Mehr Leistung, Kneipp-Verlag 1997.

Es ist wissenschaftlich schon lange erwiesen: Lecithin ist ein wertvoller natürlicher Energielieferant. Die Erklärung: Lecithin enthält reichlich Phosphat.

Und das spielt im Energiehaushalt der Zelle eine wichtige Rolle. Man muss sich das so vorstellen:

Über unser Verdauungssystem werden die Nahrungsmittel aufgenommen. Ziel der Verdauung ist es, die Nahrung in kleinste Bausteine zu zerlegen, die durch die Darmwand in das Blut- und Lymphsystem gelangen. Mit der Atmung wird der für den Energiestoffwechsel notwendige Sauerstoff herbeigeschafft.

Die durch den Darm aufgenommenen Nährstoffe werden vielfältig verändert, teilweise gespeichert und zum Großteil an den Ort des Bedarfs (z. B. zu den Muskelzellen) gebracht.

Bei diesem Stoffwechsel fallen auch Abfallprodukte an, die dann entweder als harnpflichtige Substanzen über die Nieren ausgeschieden oder als Kohlendioxid ausgeatmet werden. Der Stoffwechsel, der aus dem kleinsten abgebauten Nahrungsbestandteilchen Energie mit Hilfe des Sauerstoffs erzeugt, läuft in jeder Zelle ab und zwar in den Mitochondrien.

Die aus diesem elementaren Urprozess gewonnene Energie wird entweder als Wärme abgegeben oder in der Zelle als energiereiche Phosphate (ATP und KP) gespeichert.

Kehren wir wieder zum Lecithin zurück. Lecithin enthält Phosphat, das elementar für die Energiespeicherung in der Zelle notwendig ist, und die sehr energiereichen ungesättigten Fettsäuren. Die Energiegewinnung aus Fetten ist besonders effektiv, sie liegt bei 43 %. Unter Dauerbelastung (etwa bei einer längeren Radtour) erfolgt die Energieversorgung großteils aus Fett und der Herzmuskel kann seine Energie nur aus dem Abbau freier Fettsäuren gewinnen.

Wenn Max Daudacher also Lecithin einnimmt, wird er (unter vielen anderen positiven Effekten des Lecithins) seinen Muskelzellen die für die ständigen Kontraktionen notwendigen Energiespeicher und Energiereserven zur Verfügung stellen, und die Muskelzellen werden es ihm mit besserer Leistungsfähigkeit und mit mehr Vitalität danken.
Die positive Wirkung von Lecithin auf unsere Muskulatur wurde klinisch geprüft. Wie aus einem wissenschaftlichen Bericht hervorgeht, haben die Tests ein faszinierendes Ergebnis erbracht. Wenn jemand 3-mal täglich 15 Milliliter Lecithin einnimmt, und das über 10 Wochen, dann kann die Erholungszeit von ermüdeten Muskeln auf ein Drittel verkürzt werden.

In der Praxis bedeutet das: Wenn jemand Freizeitsport betreibt und müde ist, so brauchen seine Muskeln eine gewisse Zeit, um wieder leistungsfähig zu sein. Ohne Lecithin dauert das 15 bis 20 Minuten.

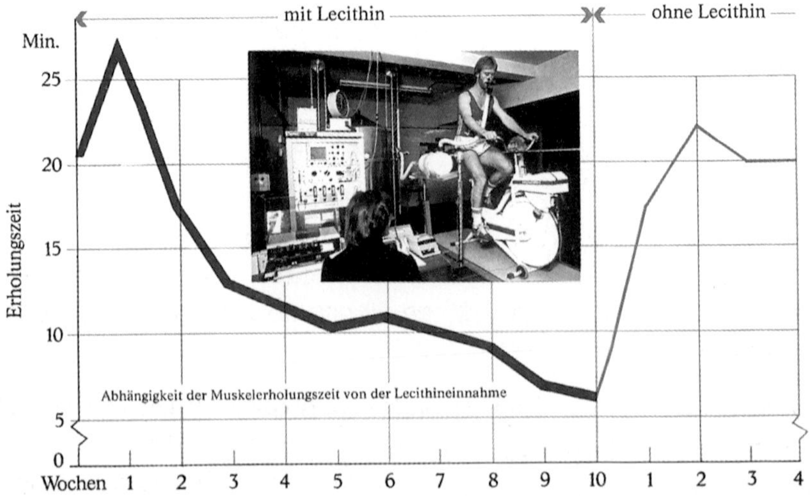

Mit Lecithin sind die Muskeln bereits nach 5 Minuten wieder einsatzbereit. Das bedeutet: Leistungs- wie Freizeitsportler können durch die kontinuierliche Einnahme von Lecithin ihre Regenerationsphase um ein Vielfaches verkürzen und sind schneller ausgeruht und wieder einsatzbereit.

In der Sportmedizin ist Lecithin daher schon seit langem bekannt und geschätzt. In zahllosen Studien konnte der positive Einfluss dieses Elixiers auf die körperliche Leistungsfähigkeit und auf die Erholungsvorgänge des Körpers bestätigt werden. Die österreichischen Sportmediziner Prof. Dr. Prokop und Prof. Dr. Aichmaier haben bereits im Jahr 1953 Sportler mit Lecithin versorgt und konnten damit eine deutliche Verbesserung der Dauerleistungen erreichen.

Man hat damals auch schon herausgefunden, warum das Lecithin so wichtig für diese rasche Erholungsphase ist: Durch den Einfluss von Lecithin werden die Kohlenhydrate vollständig und gleichmäßiger vom Organismus abgebaut.
Der vorzeitige Abbau aller Kohlenhydrat- (Glykogen-) Reserven ist nämlich der leistungsbegrenzende Faktor vor allem für Freizeitsportler. Damit können durch Lecithin auch hinderliche

Erschöpfungsphasen reduziert oder gar verhindert werden. Diese Erkenntnis ist für Jogger und Wanderer besonders wichtig.

Im Jahr 1960 haben die deutschen Sportwissenschaftler Dr. Ernst und Dr. Mies am Sportphysiologischen Institut an der Sporthochschule Köln in einer Studie ebenfalls festgestellt, dass sich der Erholungsvorgang nach einer sportlichen Leistung durch die regelmäßige Einnahme von Lecithin beachtlich beschleunigen lässt.

Sport-Studenten wurden in Abständen ganz speziellen messbaren Belastungen ausgesetzt. Sie mussten 8-mal ihre Muskeln 30 Sekunden lang anspannen. Dazwischen gab es eine Pause von je 90 Sekunden. Während des Tests wurden laufend Herzschlag, Atemfrequenz, Atemvolumen, Sauerstoffaufnahme und Kohlendioxidabgabe gemessen.

Die Testreihen wurde 5 Monate lang durchgeführt und in dieser Zeit mehrmals wiederholt. Die Sportstudenten bekamen 3-mal täglich 15 Milliliter Lecithin verabreicht.

Das Ergebnis des Kölner Tests:

- Lecithin hat eine besonders günstige Wirkung auf die Sauerstoffaufnahme der Lungen, aber auch auf die Abgabe von verbrauchter Atemluft. Die maximale Sauerstoffaufnahmefähigkeit (einer der wesentlichen Maßstäbe für die Leistungsfähigkeit eines Sportlers) konnte durch Lecithin verbessert werden.
- In den Pausen zwischen den sportlichen Belastungen kann sich der ganze Körper viel schneller wieder regenerieren.

Zusammenfassend ist zu sagen: Lecithin wirkt beim Sportler als Energiespender für die Muskeln. Wer Lecithin nimmt, hat beim Sport eine weitaus bessere Leistungsfähigkeit. Und er zeigt auch bessere geistige Reaktionen (viele Wettkämpfe werden im

Kopf entschieden!). Wer Lecithin nimmt, ist nach dem Sport weit weniger müde und nach kurzer Pause schnell wieder fit. Speziell in Freizeit-Sport-Clubs hat es sich gezeigt: Die Menschen, die Lecithin nehmen, können den Sport auch besser genießen, sind dabei und nachher besser gelaunt und nach ihren sportlichen Aktivitäten auch nicht erschöpft.

Doch die Tatsache, dass Lecithin die Muskeln des Menschen – mit inbegriffen den Herzmuskel – optimal und schnell regeneriert, ist auch wichtig für die Lebensqualität im Alter ab 45 Jahren. Viele Verschleiß- und Ermüdungserscheinungen lassen sich mit der regelmäßigen Aufnahme von Lecithin bremsen und vermindern. Durch den gezielten Einsatz von Lecithin können wesentliche Körperfunktionen günstig beeinflusst werden.

Das kommt praktisch mit fortschreitendem Alter einer »Konservierung« von Vitalität und Fitness gleich. Der amerikanische Wissenschaftler Prof. Dr. Kenneth C. Hutchin meint sogar auf Grund seiner Beobachtungen: »Wir wissen leider, dass mit der Zunahme an Jahren generell eine Abnahme der körperlichen Bewegung einhergeht. Das fördert das Altern. Mit Lecithin lässt sich diese Sünde bis zu einem gewissen Grad sogar ausgleichen. Das hängt damit zusammen, dass Lecithin altersbedingten Ablagerungen in den Gefäßen vorbeugt.«

Der amerikanische Arzt Dr. Edward R. Hewitt schreibt 1981 in seinem Buch »Die Jahre zwischen 75 und 90« aus eigener Erfahrung über die Wirkung von Lecithin: »Ich habe es an mir selbst beobachtet, dass ich mich geistig und körperlich besser fühle, seitdem ich regelmäßig Lecithin nehme. Meine Nervenreaktionen sind jetzt, wo ich 82 Jahre alt bin, noch sehr gut. Meine Hände sind ruhiger als die mancher Ärzte, die mich untersuchen.«

Mit zunehmendem Alter ist nicht nur wichtig, dass man Vitalität in sich spürt. Man muss sich auch wohl fühlen. Und da haben Studien in den USA ergeben: Die regelmäßige Einnahme von

Lecithin steigert deutlich das allgemeine Wohlbefinden. Das liegt zum Teil daran, dass diese Substanz eine natürliche Energiequelle ist, und dass es den Alterungsprozess auf so vielen verschiedenen Ebenen bremsen kann.

Lecithin: die faszinierende Liebeskraft aus der Natur

»Wie geht es dir so in deiner Ehe?« Ursula Berthold, 42, stellt diese Frage ihrer Freundin Barbara Klein, 38. Die beiden haben einander lange nicht gesehen. Sie sitzen im Cafe Kranzler in Berlin, trinken Kaffee, essen Kuchen und blicken aus dem ersten Stock hinunter auf die Menschenmassen, die sich den Kurfürstendamm entlang schieben. Barbara weicht den Blicken der Freundin aus und starrt in die Kaffeetasse, während sie den Zucker verrührt.

Leise meint sie: »Es ist alles in bester Ordnung. Wir haben jetzt unser neues Appartement fertig eingerichtet. Wunderschön. Kurt, mein Mann, ist in der Firma aufgestiegen. Er ist jetzt für die internationalen Geschäfte verantwortlich. Er ist viel unterwegs. Aber es geht uns gut.«

Ursula lässt nicht locker: »Das klingt alles wunderbar, liebe Barbara. Aber du wirkst frustriert. Wann habt ihr denn zum letzten Mal miteinander geschlafen?« Barbara läuft rot im Gesicht an: »Das geht dich doch wirklich nichts an!«

Ursula betont: »Ich bin deine beste Freundin. Ich habe das Gefühl, dass gerade in Sachen Sexualleben bei euch einiges nicht stimmt. Geld allein ist nicht für das Glück und für den Bestand einer Partnerschaft wichtig. Betrügt er dich? Hat er eine Geliebte?« Barbara schüttelt den Kopf: »Aber nein. Er hat nur sehr viel zu tun. Er kommt jeden Tag todmüde nach Hause.

Und dann ist da eben nichts mehr. Er schläft gleich nach dem Essen während des Fernsehens ein. Was soll ich denn tun?«

Ursula will der Freundin helfen. Sie rät ihr: »Ich weiß, du bist nicht der Typ. Aber: In diesem Fall musst du die Initiative ergreifen. Du bist eine schöne Frau. Lass deine Reize spielen. Warte nicht, bis er dich erobert.

Du musst aktiv werden und ihn verführen.« Mit einer Reihe von Tipps schickt Ursula ihr Freundin nach Hause. Ursula hat verstanden. Sie blättert in zahllosen Kochbüchern und stellt ein »Menü für die Liebe« zusammen: mit bestimmten indischen Gewürzen, viel Gemüse und Fisch.
Der Nachtisch: eine Creme aus Honig, Vanille und Rosenöl, alles Substanzen, die die Liebe fördern.

Als Kurt Berthold von einer Marathonsitzung gegen 21 Uhr nach Hause kommt, erwartet ihn eine kolossale Überraschung: Der Speisezimmertisch ist wie in einem Märchen gedeckt. Überall gibt es nur romantisches Kerzenlicht. Der Fensehapparat hat Ruhetag.
Barbara begrüßt ihren Mann mit einem zärtlichen Kuss. Sie hat ihr aufregendstes Kleid angezogen. Kurt ist fasziniert. Die beiden genießen das köstliche Menü. Dann sitzen sie bei einem Glas Rotwein beisammen. Ursula rückt näher, nimmt Kurts Hand, streichelt diese, schaut ihm voll Leidenschaft und Zärtlichkeit in die Augen und muss feststellen, dass seine Augen immer kleiner werden. Minuten später sinkt er zurück und schläft. Der Abend ist gelaufen.

Am nächsten Morgen beim Frühstück reden die beiden zum ersten Mal in ihrer Ehe über Sexualität, die ihnen Jahre zuvor so viel bedeutet hat. Kurt Berthold gibt zu: »Du hast gestern hinreißend ausgesehen, richtig verführerisch. Ich war fest überzeugt, dass wir eine wunderbare Nacht erleben werden. Aber dann war ich plötzlich so müde. Ich glaube, der Stress in der Firma hat meine Liebeskraft kaputt gemacht.«

Die beiden beschließen, konkret etwas für ihre Liebe und Leidenschaft zu tun. Kurt hat einen Plan: »Ich habe noch eine Resturlaub von 8 Tagen. Wir verreisen. Wir fliegen nach Taormina auf der italienischen Insel Sizilien. Dort nehmen wir uns ein Appartement und lernen wieder, die Liebe zu genießen.«

Ursula ist ganz aufgeregt, als sie zwei Tage später die Reise buchen. Und dann ist es soweit. Zwei Wochen später ist der Traum Wirklichkeit geworden. Sie stehen auf dem Balkon einer wunderschönen Suite und blicken Hand in Hand aufs Meer. Ursula flüstert: »Hier werden wir die Harmonie unserer Liebe wieder finden. Seelisch verstehen wir uns bestens. Jetzt wollen wir auch die Liebeslust wieder entdecken.«

Kurt hat sein Handy zu Hause gelassen. Niemand in der Firma weiß, wo er sich aufhält. Auf diese Weise will er Abstand zu seinem beruflichen Stress bekommen. Der erste Abend eignet sich nicht für ein romantisches Beisammensein. Da ist im Hotel ein Fest, zu dem sie eingeladen sind. Außerdem sind sie von der Reise müde.
Doch am zweiten Abend wollen sich die beiden der Liebe widmen. Sie ziehen sich in ihre Suite zurück, lassen sich das Abendessen dorthin servieren. Alles nimmt einen harmonischen, aufregenden Verlauf. Kurt erkennt wieder ganz besonders, wie schön seine Frau ist.

Doch dann klappt es doch nicht. Kurt nimmt es voll Nervosität zur Kenntnis. Ursula bemüht sich, ihre Enttäuschung zu verbergen. Sie ist jetzt überzeugt: Das Sexualleben in ihrer Ehe ist tot.

Gleich nach der Rückkehr aus Taormina erzählt sie ihrer Freundin Barbara von dieser »Liebes-Pleite«. Diese rät: »Schicke deinen Mann zu Dr. Tröger. Er hat dem Freund einer Kollegin geholfen.« Vorsichtig fragt Ursula: »Eine Operation? Oder Injektionen?« »Keine Spur!«, lacht Barbara. »Er musste esslöffelweise irgendein Tonikum aus der Apotheke schlucken. Etwas vollkommen Natürliches aus der Sojabohne.«

Wenige Tage später sitzt Kurt Berthold dem Arzt gegenüber. Die beiden sprechen über eine Stunde miteinander. Dann untersucht der Mediziner seinen Besucher und stellt fest: »Soviel ich feststellen kann, sind Sie ein gesunder Mann, ohne organische Schäden und ohne seelische Probleme. Sie brauchen mehr Kraft in sich, um stark gegen den Stress zu werden, dem Sie täglich ausgesetzt sind. Und obendrein brauchen Sie einen Impuls für Ihr Sexualleben. Beide Probleme können Sie mit einer Natursubstanz hervorragend lösen.«

»Und was ist das für eine Natursubstanz?«, erkundigt sich Kurt Berthold.

Dr. Tröger antwortet: »Lecithin. Ein körpereigener fettähnlicher Stoff, der in großen Mengen im Gehirn und im männlichen Samen vorhanden sein muss, wenn in der Liebe alles funktionieren soll. Ich hatte schon viele solche Fälle. Nach einer Kur von 8 bis 10 Wochen mit täglich 3 Esslöffeln Lecithin-Tonikum war das Sexualleben wieder vollkommen in Ordnung. Viele amerikanische Wissenschaftler sprechen es offen aus: Neben den vielen lebenswichtigen Eigenschaften ist Lecithin eine faszinierende Liebeskraft aus der Natur!«

Kurt Berthold verlässt die Arztpraxis mit großen Zweifeln. Fast misstrauisch holt er sich das Lecithin aus der Apotheke. Was er zu diesem Zeitpunkt nicht weiß: Das Lecithin bringt endlich die Lösung des Problems. Eine Woche später schweben Kurt und Ursula im siebenten Himmel. In ihrer Ehe stimmt wieder alles.

Lecithin und Sexualität: Das ist ein verhältnismäßig junges Thema in der Medizin. Das hängt vermutlich auch damit zusammen, dass die Menschen niemals so sehr unter Stress gelitten haben wie heute. Und jüngste Untersuchungen zeigen, dass der Stress ein »Lust- und Liebeskiller« ist. Die Belastungen des Alltags zehren an unseren Kräften. Die sexuelle Erfüllung bleibt vielfach auf der Strecke. Frauen und Männern fehlt die Motivation für eine aufregende Nacht!

Aus der Statistik der Hamburger Sexualberatungsstelle geht hervor: Mitte der Siebziger-Jahre klagten 8 Prozent der Patientinnen über sexuelle Lustlosigkeit. 1992 hingegen waren es bereits 14 Prozent. Bei den Männern stieg die Zahl von 4 auf 17 Prozent.

Die New Yorker Sexual-Therapeutin Dr. Janet Wolfe berichtet: »Viele Patienten stehen derart unter Stress, dass sie körperliche und emotionale Schwierigkeiten haben, sich auf den Partner einzustellen, mit ihm zärtlich zu sein. Die Belastungen des Alltags zehren derart an den Kräften von Mann und Frau, dass sie keine sexuelle Selbstverwirklichung schaffen. Das Schlafzimmer – früher ein Symbol für Lust und Leidenschaft – hat sich zu einer Diskussionsstätte für Frust und Langeweile entwickelt.«

Eine jüngste Umfrage des Nachrichten-Magazins »Focus« in Deutschland hat ergeben:

- 66 Prozent der Frauen und 61 Prozent der Männer sind überzeugt, dass beruflicher Stress sich negativ auf das Liebesleben auswirkt.
- 70 Prozent erkennen Stress im privaten Bereich als Sexbremse.
- Jeder Dritte verliert unter Stress generell die Liebeslust.
- 46 Prozent der Befragten im Alter zwischen 35 und 54 Jahren geben an, dass Stress in ihrem Leben ihnen schon die Lust auf Zärtlichkeiten genommen hat.
- Eine Umfrage des Geva-Institutes in München – im Auftrag von »Focus« – hat gezeigt: 34,5 Prozent jener Manager, die mit ihren täglichen Belastungen nicht umgehen können, sind mit ihrer Sexualität unzufrieden. Nur 7,2 % der Kollegen, die weniger vom Tagesgeschäft belastet sind, sind mit ihrem Liebesleben nicht zufrieden.

- Eine Untersuchung am Masters & Johnson Institute in St. Louis, USA, hat ergeben: Karrierefrauen haben viel häufiger Probleme mit ihrer Liebeslust als Hausfrauen.
- Jeder zweite Mann in der Midlife crisis klagt über nachlassendes Interesse am Sex. Jeder vierte Mann leidet unter Potenzstörungen. 60 Prozent ärgern sich über Müdigkeit. Dies zeigt eine Befragung, die an 240 Männern zwischen 35 und 64 Jahren im Jahr 1994 von der Frankfurter Psychologin Annette Fegenhardt durchgeführt wurde. 33 Prozent der Männer vermuten Stress als Ursache.
- Auch der Stress der Arbeitslosigkeit vermindert die Liebeskraft. Das haben mehrere Untersuchungen ergeben.

Die Münchner Stress-Therapeutin Angelika Wagner-Link hat das Problem in einem klaren Satz zusammengefasst: Der Stress unserer modernen Zeit fordert seinen Tribut nicht nur an Herz, Kreislauf und Magen, sondern auch unter der Gürtellinie.

Niemand wundert sich, wenn es durch Überbelastung und Anspannung zu Migräneanfällen und Gastritis kommt. Für die meisten ist überraschend, dass die gleichen physiologischen Mechanismen auch zu sexuellen Störungen führen können. Wir sehen: Stress ist ein wesentlicher Faktor bei Störungen der Liebeskraft. Kein Wunder also, wenn auch hier das Lebenselixier Lecithin eine Rolle spielt. Denn Lecithin ist ein Stress-Killer.

Doch nicht nur das allein: Lecithin spielt im Sexualleben des Menschen eine noch ganz andere wesentliche Steuerungsrolle.

Das Problem taucht in unserer Zeit immer wieder auf: Zwei Menschen, die einander lieben, miteinander durchs Leben gehen, sind organisch vollkommen gesund, haben auch keine seelischen Probleme.
Sie befinden sich in der Partnerschaft auch in keiner wie immer gearteten Krise. Und dennoch klappt es mit dem Liebesleben

nicht. Der Mann hat Potenzprobleme. Sein »Wollen« und »Können« sind blockiert. Namhafte schwedische, englische und amerikanische Wissenschaftler haben nachgewiesen: Die Ursache kann ein Mangel an der lebenswichtigen Substanz Lecithin sein.

Sie hilft aus mehreren Gründen in der Liebe:

- Für ein optimales Sexualleben ist immer auch ein guter Allgemeinzustand des Organismus Voraussetzung. Lecithin kann da entscheidend mitwirken, weil es die geistige und körperliche Fitness verbessert und garantiert. Und wenn der gesamte Organismus aufgebaut und gestärkt ist, dann funktioniert eben alles wieder besser – auch das Sexualleben.
- Rauchen und Alkohol im Übermaß können entscheidend die Liebeskraft des Mannes stören und negativ beeinflussen. Beide Lebenssünden können vom Lecithin in gewisser Weise entschärft werden. Lecithin wirkt der Gefäßschädigung, die durch Nikotin gefördert wird, entgegen. Lecithin agiert mit seinem Botenstoff Cholin als Leberschutzstoff und hilft der Leber beim Alkoholabbau.
- Arterienverkalkung – vor allem im Bereich des Unterleibes und der Genitalien – kann zu massiven Potenzstörungen führen. Lecithin wirkt der Arteriosklerose nachweislich entgegen, weil es zu hohe Cholesterinwerte – vor allem die Werte des »bösen« LDL-Cholesterins – senken kann.
- Wie eingangs schon ausführlich dargestellt: Auch Stress im Alltag ist ein Liebes-Killer. Man weiß aus Studien, wie und warum Stress störend auf die Sexualität wirkt. Der negative Stress verändert den Hormonhaushalt. Ein ganz bestimmtes Stresshormon im Hypothalamus des Gehirns blockiert die Produktion der Sexualhormone.

Da nun Lecithin Reize im Gehirn steuert, aber auch positiven Einfluss auf Herz und Kreislauf hat, kann es auf diese Weise dem negativen Stress entgegenwirken und kann damit auch die Bereitschaft für die Liebe stärken.

- Außerdem – was wenige wissen – übt Lecithin auch einen direkten Einfluss auf die Liebeskraft aus. Das ist in zahllosen Studien untersucht und nachgewiesen worden. Der Mensch verfügt nämlich im Gehirn über ein ganz bestimmtes Zellsystem, das für das Sexualverhalten mitverantwortlich ist. Es handelt sich dabei um das Limbische System.

  Von diesen Gehirnregionen gehen alle Gemütsregungen aus, hier erfolgt die vegetative Steuerung der inneren Organe und die hormonale Steuerung.

  Übertragungen gefühlsbetonter Reize in diesen Hirnzellen werden durch Botenstoffe absolviert – die sogenannten Neurotransmitter. Ein solcher Neurotransmitter ist das Acetylcholin. Das kann aber nur aktiv sein, wenn dem Organismus genügend Lecithin zur Verfügung steht. Bei Lecithinmangel gibt es Reizübermittlungsstörungen.

- Lecithin ist auch ein wesentlicher Faktor für die »Paarungsbereitschaft« des Menschen und für sexuelle Empfindungen, speziell auch für die Aufbauphase.

  Über dieselbe Reizschiene, zu der Lecithin gebraucht wird, funktioniert auch die Steuerung des Samentransportes vom Hoden zum Nebenhoden.

- Lecithin ist auch im männlichen Samen selbst in großen Mengen zu finden. Hier übt es eine gewisse Schutzfunktion aus. In den letzten Jahren stellen Wissenschaftler mehr und mehr fest, dass – bedingt durch die Zunahme von Umweltschadstoffen – die Qualität des männlichen Samens schlechter und dadurch die Zeugungsfähigkeit beeinträchtigt wird. Studien haben bewiesen: Mit Lecithin kann die Qualität wieder verbessert und mancher Kinderwunsch wieder erfüllt werden.

- Da klinisch bewiesen ist, dass Lecithin auf Grund seines Cholingehaltes ein potenter Aktivator ist, kann man es als natürliche Substanz für die Kontrolle und Steuerung des Sexualverhaltens ansehen.

Das ist auch die Erklärung dafür, warum Vollkornprodukte, Linsen, Sojaprodukte und Eier die Liebeskraft verbessern können. Das Geheimnis: Sie enthalten Lecithin.

Wer nun weiß, dass er über die tägliche Ernährung nicht genügend Lecithin aufnimmt, der sollte Lecithin-Elixier aus der Apotheke zuführen. Der Mensch braucht davon mindestens 3 Gramm täglich.

Ärzte raten: Wer sich geistig und körperlich aufbauen möchte, wer im Speziellen Liebeskraft aus der Natur tanken möchte, der sollte mindestens 4 Wochen lang 3-mal täglich 1 Esslöffel Lecithin einnehmen und langsam im Mund zergehen lassen.

Die Kur können auch Diabetiker machen. Sie müssen allerdings bedenken: 1 Esslöffel flüssiges Lecithin hat einen Zuckergehalt von 1,22 Gramm. Das Thema »Sexualität und Lecithin« ist speziell für viele Diabetiker wichtig.

Sie haben sehr oft Potenzprobleme zu bewältigen, sprechen aber nur ungern darüber. Mangelnde Sexualität stellt für viele Menschen mit Diabetes eine beachtliche Einbuße der Lebensqualität dar.

Damit ist Naturlecithin in höchster Qualität nicht nur wichtig für geistige Fitness, allgemeines körperliches Wohlbefinden und Vitalität, sondern auch in speziellem Maße für unser Liebesleben.

Wenn es gilt, den gesamten Körper aufzubauen, ihm mit der Liebeskraft auch allgemeine Lebenskraft zu geben, dann ist es natürlich wichtig, parallel zu einer Kur mit Lecithin den Lebensstil zu überprüfen und entscheidend zu verbessern.

Dazu gehören allseits bekannte, eigentlich selbstverständliche Maßnahmen: Mit dem Rauchen aufhören, maßvoll mit dem Alkohol umgehen, gesunde Ernährung mit Vollkornprodukten, viel Gemüse und Obst, wenig Fleisch und wenig tierischen Fetten anstreben, regelmäßige körperliche Bewegung in sauerstoffreicher Luft und ausreichend ungestörter Schlaf.

III.

So schützt das Lecithin den Menschen

Im Laufe eines Lebens kann es im Körper zu vielen verschiedenen gesundheitlichen Störungen kommen. Schon in jungen Jahren beginnt mehr oder weniger der schleichende Prozess der Arterienverkalkung. Herz und Kreislauf funktionieren nicht so, wie sie sollten.

Leber und Galle sind überfordert. Cholesterin- und Blutdruckwerte überschreiten ihre Normgrenzen. Schlafstörungen stellen sich ein. Und zu all dem gesellen sich Ängste und Stress. Egal, in welchem Ausmaß wir von derartigen Belastungen bedroht sind: Wir müssen uns davor schützen. Dabei kann uns wieder das Lebenselixer Lecithin helfen. Seine Kraft kann uns vor Krankheiten bewahren, kann die Schäden von Zivilisationssünden verringern.

Dabei muss betont werden: Die Einnahme von Lecithin im Rahmen der Selbstmedikation kann niemals den Arzt oder die ärztliche Behandlung ersetzen. Doch es kann eine sinnvolle Unterstützung zahlreicher Therapien sein. Ja, sehr oft empfehlen erfahrene Ärzte die Zufuhr von Lecithin, weil sie beste Erfahrungen damit gemacht haben.

Die wertvolle Schutzfunktion des Lecithins bei einer Reihe von gesundheitlichen Problemen ist heute in der Medizin vielfach unbestritten.

Lecithin, ein Schutzschild gegen den Stress

Ein wunderschöner, stiller Abend liegt über Wien. Die Sonne versinkt wie ein glühend roter Ball hinter dem Kahlenberg. Die letzten Strahlen glitzern in den Wellen der Donau.
Eine Bank auf der Donau-Insel. Schweigend sitzen hier Annemarie Lederer, 62, und Johann Lederer, 66. Sie lassen diese überwältigende Stimmung auf sich wirken, halten einander fest an der Hand.

Nach einer Viertelstunde des Genießens murmelt Annemarie: »Ich bin sehr glücklich mit dir.« Er nickt: »Ich auch. Ich liebe dich!«

Annemarie gibt ihm einen kleinen, flüchtigen Kuss auf die Wange und lächelt: »Eigentlich beginnt jetzt unsere schönste Zeit im Leben. Du musst nicht mehr deinem anstrengenden Beruf als Schlossermeister nachgehen. Du kannst endlich tun und lassen, was du willst. Ich habe keine Verpflichtungen mehr als Kassierin im Supermarkt. Wir haben beide fleißig gearbeitet. Doch jetzt ist es auch genug. Das Schicksal meint es gut mit uns, denn wir sind gesund und können unseren Ruhestand voll und ganz genießen.«

Johann Lederer stimmt seiner Frau zu: »Wenn wir morgens erwachen, und es ist ein schöner Tag, dann gehen wir einfach wandern oder radfahren. Wenn es regnet und kalt ist, dann bleiben wir im Bett. Ganz, wie wir es uns wünschen.«

Er legt den Arm um die Schultern seiner Frau, drückt sie fest an sich und meint dann: »Es ist auch ein gutes Gefühl, dass unser Sohn einen schönen, gut bezahlten Beruf hat und mit seiner Familie in einem prächtigen Haus in Tirol lebt. Und es ist beruhigend, dass unsere jetzt 30-jährige Tochter mit den beiden Kindern und ihrem Mann ein glückliches Leben am Stadtrand von Wien führt.«

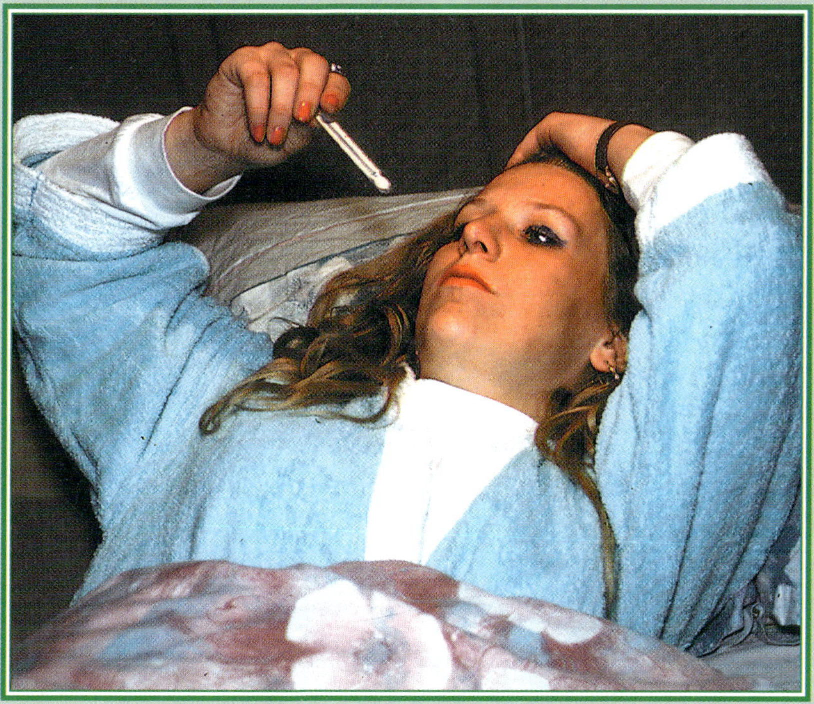

Wenn Sie zu den Menschen
gehören,
die sich immer und überall
eine Erkältung zuziehen,
dann sollten Sie etwas
für Ihre Immunkraft tun.
Lesen Sie
auf Seite 73 f.

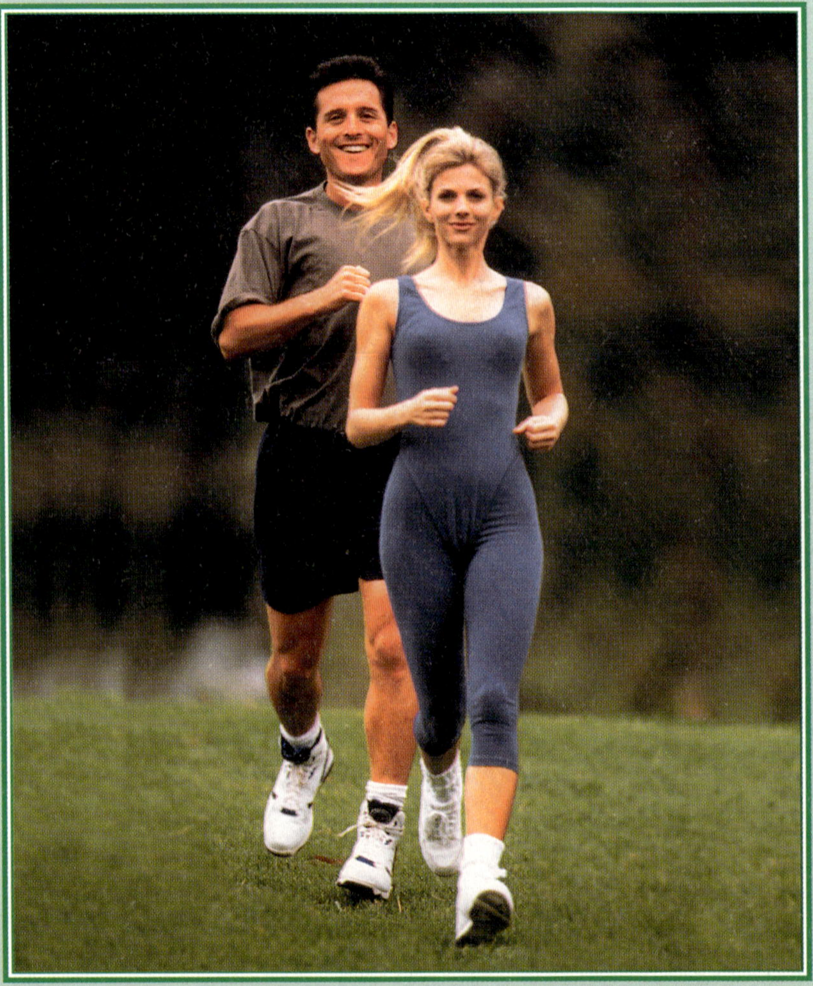

Wenn Sie gerne Sport betreiben,
ist die Leistungsfähigkeit Ihrer Muskeln
besonders wichtig.
Lecithin verkürzt die Erholungszeit,
Sie sind schneller wieder fit.
Lesen Sie auf Seite 77 f.

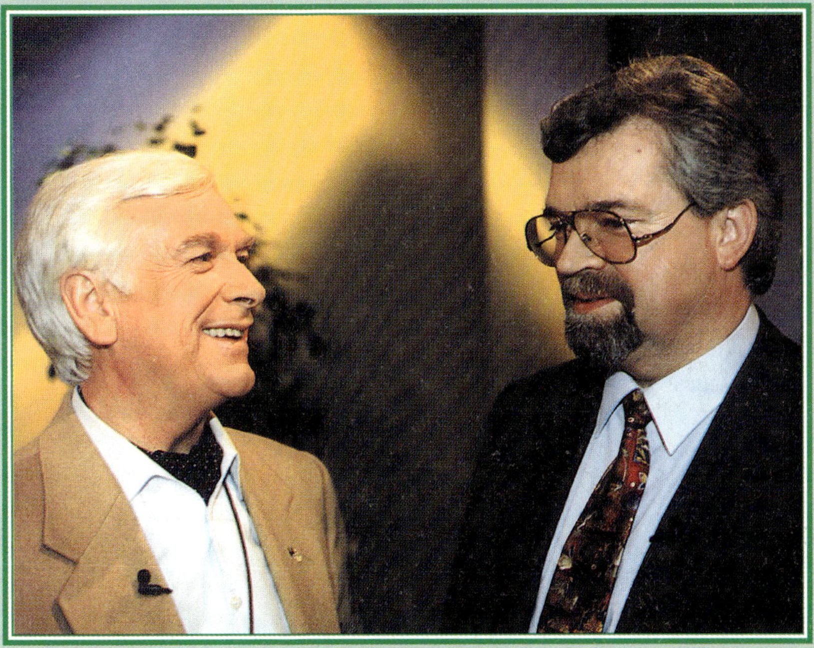

*Im Fernsehinterview
sprach der deutsche Wissenschaftler
Dr. Volker Götz mit Prof. Hademar Bankhofer
über seine große Lecithin-Studie.
Er wies nach, dass Lecithin
erfolgreich gegen Leistungsabfall,
Nervosität und Abgespanntheit
eingesetzt werden kann.*
*Lesen Sie auf
Seite 55 f.*

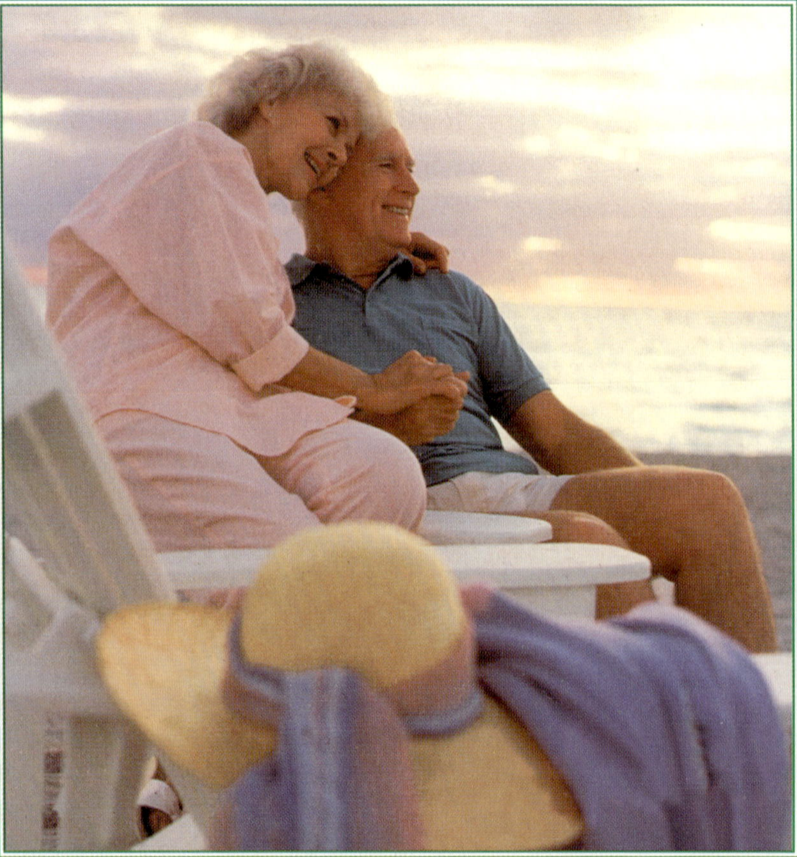

Beruflicher und privater Stress wirken sich negativ auf das Liebesleben aus.
Das Lebenselixier Lecithin als Stresskiller kann auch bei diesem heiklen Thema helfen!
Lesen Sie auf Seite 85 f.

Annemarie gibt ihrem Mann recht: »Wenn wir wollen, dann können wir unsere Kinder besuchen oder einladen. Wenn wir uns nicht gut fühlen, oder wenn wir zu müde sind, dann halten wir uns von dem Trubel der beiden Familien fern.«

Annemarie und Johann sind rundum zufrieden, als sie aufstehen, ihr idyllisches Plätzchen auf der Donauinsel verlassen und langsam heimwärts gehen. Dabei gibt die 62-jährige Frau ganz offen zu: »Wenn ich so daran denke, welchen Stress wir in unserem Leben schon hatten. Die Kindererziehung, der große Haushalt. Das würde ich heute alles nicht mehr schaffen. Dazu hätte ich heutzutage nicht mehr die Nervenkraft!« Der Ehemann lacht: »Die brauchst du jetzt auch nicht!« Die beiden ahnen zu diesem Zeitpunkt nicht, was auf sie zukommt.

Am nächsten Morgen läutet es an der Wohnungstüre. Draußen steht – in Tränen aufgelöst – die Tochter: Carmen Zimmermann, 30. An ihrer Hand ihr 4-jähriger Sohn Manuel und die 5-jährige Tochter Marina. Mutter lässt die drei herein und will wissen: »Was ist denn geschehen?« Carmen Zimmermann setzt sich hin und berichtet schluchzend: »Rudolf hat mich betrogen. Er hat eine Freundin. Sie ist 25 Jahre. Ich lasse mich scheiden!«

Die Mutter umarmt ihre Tochter: »Das ist sicher sehr schlimm. Aber, wenn ich mich zurückerinnere: Vater war auch kein Heiliger. Ich habe ihm vergeben, als er einen Seitensprung gemacht hat. Und von da an war er auch dann wirklich brav. Will sich dein Mann ebenfalls scheiden lassen?« Carmen schüttelt den Kopf: »Nein, er beteuert, dass das alles nur eine Dummheit war. Dass er nur mich liebt. Dass alles wieder gut werden wird.« »Na, siehst du«, wendet die Mutter beruhigt ein, »ihr werdet euch aussprechen. Und alles kommt wieder in Ordnung.«

Carmen bekommt einen Schreikrampf: »So geht das nicht. Mit mir kann man das nicht tun! Ich habe das Vertrauen in Rudi verloren. Er wird es sicher immer wieder machen. Ich glaube seinen Beteuerungen nicht. Ich will diese Ehe nicht mehr. Ich hasse ihn. Ich gehe heute zum Anwalt. Und die Kinder bleiben bei mir, denn er ist der Schuldige!«

Vater hat sich inzwischen zu dem Gespräch dazugesellt. Er fragt vorsichtig: »Ja, und wie stellst du dir dein zukünftiges Leben vor? Wo wirst du leben? Wie willst du leben? Vergiss nicht, du hast drei Kinder: den 4-jährigen Manuel, die 5-jährige Marina und die 10-jährige Iris, die jetzt in der Schule ist. Mach keine Dummheit!«

Carmen hat alles ganz genau geplant, allerdings ohne Rücksicht auf ihre Eltern: »Ich werde sofort wieder meinen Beruf als Kellnerin aufnehmen.« »Ja, und die Kinder?«, fragt die Mutter. Knallhart kommt die Antwort: »Die müsst ihr tagsüber und abends betreuen. Ihr habt doch jetzt eh nichts zu tun. Ihr seid doch in der Rente. Da ist euch doch ohnehin langweilig.« Vater und Mutter tauschen entsetzte Blicke. Vater fragt weiter: »Und wo willst du wohnen? Überlässt Rudi dir die Wohnung?«

Sie verneint: »Die Wohnung gehört seinem Vater. Der lässt das nicht zu. Ich werde selbstverständlich zu euch ziehen, bis ich eine Wohnung gefunden habe!« Annemarie und Johann Lederer versuchen, die Tochter umzustimmen. Sie bleibt bei ihrem Vorsatz. Wenn sie sich etwas einbildet, dann will sie es auch durchsetzen. Erstaunt fragte sie die Eltern: »Ich habe fast den Eindruck, ihr seid mit all dem nicht einverstanden. Ihr hättet lieber, wenn ich weiter eine verlogene Ehe führe, die mich unglücklich macht. Vergesst nicht: Ich bin eure Tochter. Ich kann doch erwarten, dass ihr mir helft, ein neues Leben zu beginnen.«

Das Ehepaar Lederer weiß: Sie haben keine andere Wahl. Sie sind traurig. Sie hatten sich so sehr auf ihr stilles Glück gefreut. Es ist ihnen nicht vergönnt. Schon wenige Tage später ist ihr geruhsames Leben zu einem Chaos geworden. Tochter Carmen ist mit den drei Kindern in die nicht allzu große Wohnung eingezogen. Sie arbeitet tagsüber wieder als Kellnerin in einem Restaurant. Der Großvater muss die 10-jährige Iris jeden Morgen zur Schule bringen. Großmutter muss als erstes ganz zeitig aus dem Bett und für alle das Frühstück machen. Wenn dann endlich die Tochter und die älteste Enkelin aus dem Haus sind, muss sie sich rund um die Uhr um den 4-jährigen Manuel und die 5-jährige Marina kümmern.

Die Kinder sind laut, toben durch die Wohnung, machen fast jeden Tag etwas kaputt. Annemarie muss die beiden zum Einkaufen mitnehmen. Sie leidet dabei, denn die beiden sind auch da laut und ungezogen.

Bereits nach ein paar Tagen sagt Annemarie zu ihrem Mann: »So habe ich mir unseren Lebensabend nicht vorgestellt.« Johann Lederer ist ganz ihrer Meinung.

Aber er versucht, seiner Frau Mut zu machen: »Das wird nicht ewig andauern. Unsere Tochter wird erstens sicher eine Wohnung finden und in ihrem Alter nicht allein bleiben. Da wird es bald wieder einen Mann in ihrem Leben geben. Und dann sind wir wieder allein.« Annemarie murmelt: »Wenn wir bis dahin nervlich nicht kaputt sind.«

Die Frau fühlt sich so schwach und überfordert, dass sie ihren Arzt aufsucht und ihm alles erzählt.

Dabei schränkt sie selbst ein: »Ich weiß, viele Frauen in meinem Alter müssen die Enkelkinder betreuen, müssen den Haushalt für sich und für die Familie des Kindes führen. Aber ich gestehe es ein: Ich empfinde einen unerträglichen Stress dabei. Dabei gibt's Menschen, die viel mehr Stress haben: Generaldirektoren, Manager, die für tausende Menschen die Verantwortung tragen.«

»So dürfen Sie das nicht sehen«, meint der Arzt und erklärt Annemarie Lederer, was er meint: »Ob jemand Stress hat oder nicht, das ist eine subjektive Auslegung. Jeder Mensch hat eine andere Toleranzgrenze für Stress. Das hängt zum Teil von der Gesamtkonstitution, zum Teil von der Nervenkraft ab, die jemand hat. Bei der Stressbelastung muss man sagen: Was für den einen ein Maulwurfhügel, das ist für den anderen der Mount Everest. Der eine ist gestresst, weil er eine Firma mit 4000 Menschen leiten muss, der andere, weil er ständig im Flugzeug reisen muss, wieder ein anderer, weil er in den Supermarkt um die Ecke zum Einkaufen gehen muss. Unter Stress kann der Generaldirektor leiden, aber auch eine Hausfrau und Mutter.«

Annemarie Lederer fragt: »Und wie kann ich mich gegen meinen täglichen Stress schützen? Gibt es etwas, das mir hilft?«

Der Doktor nickt: »Für Sie ist sicher das Beste, wenn Sie Lecithin nehmen. Lecithin – das weiß man schon seit Jahrzehnten – stärkt die Nervenkraft, wirkt positiv auf Herz und Kreislauf, beruhigt und vermittelt Energie und Vitalität. Das sind alles wichtige Voraussetzungen, damit man stressfest wird!«

So werden Annemarie und Johann Lederer zu absoluten Lecithin-Fans. Sie fühlen sich damit gefestigter, haben mehr Nervenkraft und sind bald überzeugt: Sie werden durchhalten, bis sie ihren Traum von der ruhigen Zweisamkeit dann doch endlich leben dürfen.

Grundsätzlich muss man sagen: Es gibt zwei Arten von Stress. Da ist vorerst einmal der positive Stress, auch Eu-Stress genannt. Er ist notwendig, damit wir Leistungen erbringen, Ehrgeiz haben.

Ohne Eu-Stress würden wir im Leben nichts weiterbringen. Dieser positive Stress wirkt sich in keiner Weise schädlich auf unsere Gesundheit aus – im Gegenteil.

Er stärkt unsere natürlichen Abwehrkräfte. Leider aber begleitet uns durch unser Leben viel öfter der negative Stress, der sogenannte Dis-Stress. Er ist eine große Belastung für unseren Organismus. Dis-Stress beginnt immer dort, wo Arbeit und

Aktivitäten zur Belastung werden. Und von diesem Dis-Stress ist hier die Rede.

Es gibt so vieles in unserem Leben, das negativen Stress auslöst: zu viel Arbeit, zu wenig Erholungsphasen, Ärger, Kränkung, Intrigen, Enttäuschungen, die Trennung von einem Menschen, der Verlust des Arbeitsplatzes, Lärm und schließlich das Wetter, vor allem Wetterumstellungen und krasse Temperaturveränderungen.
Dadurch werden das vegetative Nervensystem, Magen und Darm und das Gemüt belastet.

Als Folgen von zu viel Stress können folgende Probleme auftreten, wie die ärztliche Statistik verrät:
Kopfschmerzen, Migräne, verstärkte Belastung der Leber, Probleme mit der Galle, Herz-Kreislauf-Störungen, Konzentrationsstörungen, Schlafstörungen, Vergesslichkeit, verstärkte Nervosität, schlechte Laune, Gereiztheit sowie Lustlosigkeit bei der Arbeit und in der Liebe.

Wenn wir viele dieser Befindlichkeitsstörungen in den Griff bekommen wollen, müssen wir den gesamten Stresskomplex meistern, damit aus dem einen oder anderen Problem, das wir haben, nicht eine schwere Erkrankung wird, die uns dann wochenlang oder monatelang zu schaffen macht.

Und das sind nun die wichtigsten Maßnahmen des Anti-Stress-Trainings:

- Bauen Sie Ihr Übergewicht ab. Allerdings nicht mit einer extremen Diät, sondern mit einem Umstieg auf die gesunde Ernährung: mehr Obst, mehr Gemüse, mehr Fisch, weniger tierische Fette, weniger Zucker, mehr Vollkornprodukte.
- Stellen Sie das Rauchen ein, weil Sie damit einen großen Risikofaktor für viele Leiden aus der Welt schaffen.
- Gehen Sie sparsam mit dem Alkohol um.

- Achten Sie darauf, dass Sie regelmäßig körperliche Bewegung machen. Bei jedem Wetter. Mindestens 2- bis 3-mal die Woche 1 Stunde. Unter der Woche sollten Sie weniger Auto fahren, mehr zu Fuß gehen, mehr Treppen steigen statt Lift fahren.
- Trinken Sie jeden Tag 2 Liter stilles Mineralwasser oder ungesüßten Kräutertee. Der Organismus braucht bei der Umstellung auf die schöne Jahreszeit besonders viel Flüssigkeit.
- Achten Sie darauf, dass Sie jede Nacht mindestens 8 Stunden schlafen können.
- Ziehen Sie sich einmal am Tag für ein paar Minuten allein zurück, schließen Sie die Augen und entspannen Sie sich.
- Treffen Sie sich mit netten, fröhlichen Menschen.
- Hören Sie in Ihrer Freizeit Ihre Lieblingsmusik.
- Kontrollieren Sie regelmäßig Ihren Blutdruck und Ihre Cholesterin-Werte.

Hier noch ein paar ganz spezielle Extra-Tipps für unser Anti-Stress-Training:

- Beginnen Sie den Tag mit den ersten Anti-Stress-Übungen im Bett.
  Wenn Sie erwacht sind und bevor Sie aufstehen, sollten Sie sich im Bett einige Minuten so richtig strecken und recken. Das gibt Ihnen viel Kraft für den Tag.
- Wenn Sie zu zweit sind, dann sollten Sie nach dem Erwachen noch etwas gemeinsam »kuscheln«. Der amerikanische Arzt und Wissenschaftler Prof. Dr. Edward Lawrey in Los Angeles hat im Rahmen einer 5-Jahres-Studie nachgewiesen: Kuscheln am Morgen ist ebenso gesund wie Morgengymnastik. Kuscheln baut Stress ab, bringt den

Kreislauf in Schwung, wirkt sich positiv auf Blutdruck und Cholesterinwerte aus.

- Trinken Sie einmal am Tag 1 Tasse Gewürztee aus einer Mischung von Anis, Fenchel und Kümmel zu gleichen Teilen. 1 Teelöffel davon wird mit kochendem Wasser übergossen, 10 Minuten ziehen lassen, durchseihen, mit Honig gesüßt trinken.
- Genießen Sie Nahrungsmittel, die durch ihre Inhaltsstoffe Stress abbauen helfen. Dazu gehören Bananen und Vollkornhaferflocken. Ideal: ein Haferflocken-Müsli mit einer in Scheiben geschnittenen Banane.
- Bauen Sie in Ihr Anti-Stress-Training unbedingt auch die Aroma-Therapie ein: Stellen Sie in den Räumen, in denen Sie sich aufhalten, eine Schale mit Wasser oder mit einem nassen Wattebausch auf. Geben Sie einige Tropfen Lavendelöl aus der Apotheke oder Drogerie darauf. Sie atmen dann ständig die aufsteigenden ätherischen Öle des Lavendelöls ein. Und das beruhigt.
- Ernähren Sie sich mit Lebensmitteln, die reich am Mineralstoff Magnesium sind. Das ist gut für Herz und Kreislauf. Zu diesen Lebensmitteln gehören Vollkornprodukte, Naturreis, Sojaprodukte, Nüsse.
- Essen Sie anstelle von 3 großen 5 kleine Mahlzeiten.
- Lachen Sie einmal am Tag von ganzem Herzen. Suchen Sie die Gesellschaft von fröhlichen Menschen.
- Tanken Sie Vitamine, die Sie besonders gegen Stress brauchen: Vitamin C aus Kiwis, Orangen, Grapefruits und Sauerkraut, Vitamin E aus Vollkornprodukten und Weizenkeimöl.
- Nehmen Sie 3-mal täglich 1 Esslöffel Lecithin-Tonikum aus der Apotheke. Lassen Sie die wohlschmeckende Flüssigkeit

langsam im Mund zergehen, damit die Mundschleimhäute die Inhaltsstoffe des Lecithins rasch aufnehmen können. Sie werden im Laufe eines Anti-Stress-Trainings erkennen: Das Naturlecithin spielt eine ganz wesentliche Rolle dabei. Es macht grundsätzlich stark gegen Stress-Situationen. Allein schon, weil es nervenstärkend wirkt.

Das war in der traditionellen Überlieferung immer schon bekannt. Jetzt ist es aber auch wissenschaftlich nachgewiesen. Am Institut für Sportmedizin, Umweltmedizin und Stoffwechsel in Hemsbach hat man herausgefunden: Wer nervös ist und durch Stressbelastung geistige und körperliche Erschöpfung zeigt, bekommt durch Lecithin wieder neuen Schwung. Binnen 8 Wochen können Stressfolgen wie Abgespanntheit, Müdigkeit und Nervosität auch in schweren Fällen behoben werden.

Sie haben in diesem Buch bereits an vielen Stellen von wissenschaftlichen Studien über das Lecithin und über seine Wirkung für unsere Gesundheit erfahren. Ich will Ihnen nun aber vom bisher größten Test berichten, der mit Lecithin-Tonikum jemals durchgeführt wurde.

Im Frühjahr 1997 startete eine österreichische Zeitung, die eine Auflage von 1,2 Millionen Exemplaren hat, einen Anti-Stress-Test. Das Ziel: Man wollte wissen, wie Lecithin im praktischen Alltag wirkt, wie die Menschen dieses Lebenselixier von sich aus einschätzen, wie sie darüber denken und welche Erfahrungen sie damit machen. Spezielle Fragenbögen wurden von Experten ausgearbeitet. Und dann lud die Zeitung zum Mitmachen beim Anti-Stress-Test ein. Die Aktion war wochenlang das Tagesgespräch bei der Leserschaft der Zeitung.

Der Aufruf für Testpersonen löste einen unerwarteten Ansturm aus: Es meldeten sich spontan binnen weniger Tage über 3.000 Leser. Sie wollten alle mitmachen. Wie angekündigt, wurden 600 Teilnehmer ausgelost.

Sie holten sich aus der Apotheke für das Anti-Stress-Training eine Flasche Lecithin-Tonikum und starteten mit ihrem Programm.

Danach füllten fast alle Teilnehmer – zwei Drittel Frauen, ein Drittel Männer – vorbildlich einen umfangreichen Fragebogen aus, der von einem Team aus Ärzten, Psychologen und Ernährungsfachleuten erstellt wurde. Nach 4 Wochen war es so weit: Die Fragebögen waren eingetroffen und wurden ausgewertet.

Hier ist das Ergebnis des Anti-Stress-Trainings mit Naturlecithin:

- 74 Prozent aller Testpersonen verspürten eine Zunahme von Energie. 30 Prozent hatten wieder viel mehr Energie, 44 Prozent erklärten, dass ihre Energie merklich zugenommen hat.
- 72 Prozent der Teilnehmer fühlten sich nach dem Training wieder fit und vollkommen stressfrei.
- 73 Prozent fühlten sich körperlich wieder wohler als vorher.
- 69 Prozent hatten wieder mehr Lust am Leben.
- 72 Prozent waren nach der Lecithin-Kur nicht mehr so nervös.
- 66 Prozent fühlten sich geistig potenter.
- 72 Prozent waren tagsüber nicht mehr so müde und abgespannt wie früher.
- 69 Prozent der Beteiligten zeigten sich im Kontakt mit anderen Menschen viel ruhiger und ausgeglichener.
- 67 Prozent schliefen viel besser.
- 68 Prozent bekundeten nach dem Training: »Ich habe jetzt wieder viel bessere Nerven!«

- 88 Prozent waren den täglichen Anforderungen und ihrer Arbeit wieder besser gewachsen.
- 72 Prozent konnten sich alles viel leichter merken.
- Bei 60 Prozent wurde die Beziehung zum Partner merklich besser.
- 81 Prozent konnten sich besser konzentrieren.
- 58 Prozent hielten bei sportlichen Aktivitäten länger durch. Dieser nicht allzu hohe Prozentsatz ist darauf zurückzuführen, dass viele gestanden: »Ich treibe nicht viel Sport!«
- 74 Prozent der Testpersonen gaben nach dem Training an: »Ich bin nicht mehr so vergesslich wie früher!«
- 82 Prozent der Teilnehmer bekundeten: »Ich nehme jetzt alles viel positiver und leichter!«
- 41 Prozent hatten nach dem Anti-Stress-Training wieder ein erfülltes und aktiveres Sexualleben.

Interessant ist das Alter der Teilnehmer: Es waren Leser von 30 bis 83 Jahren. Das bedeutet: Es handelte sich um einen echten Querschnitt durch die Bevölkerung. Das Anti-Stress-Training kam bei allen bestens an, brachte Vorteile für die Lebensqualität. Und noch ein zusätzliches positives Detail: 88 Prozent der Testpersonen fanden den Geschmack des Lecithin-Tonikums hervorragend, über 10 Prozent bewerteten ihn als gut. Nur 1,2 Prozent erklärten: »Schmeckt mir nicht!« Viele, die mitgemacht haben, waren so begeistert über den spürbaren Erfolg, dass sie entschieden: »Ich werde das Lecithin-Elixier weiter verwenden!«

Die Auswertung der Fragebögen für das Anti-Stress-Training nahm viele Tage in Anspruch. Hier eine kleine Auswahl von besonders überzeugenden Argumenten, von persönlichen Eindrücken, die von den Teilnehmern geäußert wurden:

- »Ich habe in den ersten drei Wochen keine wesentlichen Änderungen bemerkt. In der vierten Woche hat sich mein Körper langsam umgestellt. Auch meine Gelenksschmerzen wurden besser.«
- »Ich finde, Lecithin ist ein hervorragender körperlicher und geistiger Energiespender für den ganzen stressreichen Tag!«
- »Seit einigen Jahren hatte ich, wenn ich unter Stress stand, eine lästige Angewohnheit: Ich musste mich aus Nervosität andauernd räuspern. Seit der Einnahme von Naturlecithin bin ich fast geheilt davon.«
- »Da ich seit Jahren mit meiner Frau Memory spiele, kann ich es genau beobachten: Mein Gedächtnis ist jetzt besser. Es fällt mir auch leichter, englische Vokabeln zu lernen.«
- »Plötzlich sind mir wieder die Namen von Schauspielern und Bekannten geläufig, die mir früher nicht eingefallen sind.«
- »Ich habe mir beim Anti-Stress-Training durch Lecithin mein tägliches Beruhigungs- und mein Schlafmittel erspart.«
- »Es regt mich jetzt nach dem Anti-Stress-Training so schnell nichts mehr auf. Ich fühle mich innerlich wie ein Buddha!«
- »Lecithin ist tatsächlich ein spürbares Elixier gegen Stress.«
- »Lecithin ist das Beste für die Nerven!«
- »Ich fühle mich besser und habe jetzt seltener depressive Zustände!«
- »Ich lerne derzeit Italienisch. Schon nach 5 Tagen Anti-Stress-Training erbrachte ich eine bessere geistige Leistung.«
- »Ich glaube, ich hätte all die Probleme, die in letzter Zeit auf mich zugekommen sind, ohne das Lecithin nicht meistern können!«

- »Ich nehme schon lange täglich mein Lecithin. Ich bin 76 Jahre alt, arbeite noch im Garten, fühle mich stark. Alle halten mich für 15 Jahre jünger.«
- »Ich konnte eine Busreise durch Andalusien, die ich normalerweise als stressig empfunden hätte, voll genießen. Und ich brauchte zum Einschlafen keine Medikamente.«
- »Meine Widerstandskraft ist stark geworden. Ich bin körperlich fit.«
- »Wenn mein Zustand weiter so anhält, dann bin ich dankbar, dass es Lecithin gibt.«

Soweit einige Auszüge aus hunderten von begeisterten Hinweisen auf den Fragebögen zum Anti-Stress-Training. Die erfreuliche Bilanz: Stress, körperliche und seelische Belastungen, Nervosität, Vergesslichkeit, Verzagtheit, depressive Zustände und viele andere gesundheitliche Probleme können im Anfangsstadium mit natürlichen Kräften erfolgreich gestoppt, gelindert und besiegt werden. Lecithin-Elixier aus der Apotheke spielt dabei eine interessante, überaus hilfreiche und entscheidende Rolle. Wissenschaftliche Studien zu den Themen sind sehr wichtig. Aber dieser Test war etwas ganz Besonderes: Es gibt nämlich nichts Überzeugenderes, als die Aussagen vieler Menschen aus dem Alltag.

Dieser große Anti-Stress-Test in Österreich mit Naturlecithin aus der Sojabohne hat bewiesen, dass jeder von uns in Stress-Situationen sehr viel für sich tun kann. Und dass dabei natürliche Kräfte – wie eben Naturlecithin – die besten und verlässlichsten Helfer sind.

So schützt Lecithin vor Alltagssünden

Ein trüber Herbsttag liegt über Dresden. Hermann Lützing, 48, Vertreter für Kosmetikwaren, besucht das Deutsche Hygiene-Museum. Die Ausstellung präsentiert alles, was man über Herz und Kreislauf wissen sollte. Ein Schwerpunktthema dabei: die gefährlichen Folgen des Rauchens. Hermann Lützing seufzt: Er raucht nun schon seit seinem 16. Lebensjahr täglich bis zu 30 Zigaretten. Manchmal auch mehr.

Im Grunde seines Herzens will er vom Nikotin loskommen. Doch er schafft es nicht. So geht es im Übrigen 60 Prozent aller Raucher. Das zeigt eine Untersuchung der Weltgesundheitsorganisation.

Als er aus dem Hygiene-Museum herauskommt und Richtung Marriott Hotel geht, muss er immer wieder husten. Die feuchte Luft und der Herbstnebel schaden ihm. Und seine Bronchien sind durch das Rauchen schwer belastet. Hermann Lützing spürt es: Er hat wieder einmal eine schwere Bronchitis.

Noch am selben Tag sucht er seinen Arzt auf. Der horcht ihn ab und sagt mit ernster Miene: »Sie haben recht. Es ist wieder eine Bronchitis. Die kurieren wir aus. Sie müssen in erster Linie Inhalationen durchführen. Dann nehmen Sie ein Fluid-Extrakt vom Sonnentau ein. Das stillt den Hustenreiz und hilft, den Schleim rascher abzutransportieren. Aber die Bronchits wird bei Ihnen immer wiederkommen. Warum hören Sie nicht mit dem Rauchen auf?«

Dann schildert der Arzt dem Patienten die schlimmen Folgen des Rauchens: Man muss davon ausgehen, dass in Mitteleuropa pro Jahr rund 100. 000 Menschen an den Folgen des Rauchens sterben. Das sind umgerechnet 300 Tote pro Tag. Dabei spielt Krebs eine ganz besondere Rolle. Wer zwischen 15 und 20 Jahren mit dem Rauchen begonnen hat und ein Leben lang raucht, verkürzt sein Leben um 12 bis 15 Jahre.

Dazu aber eine wichtige Erkenntnis: Wenn jemand um das 40. Lebensjahr vom Rauchen loskommt, kann er damit kostbare sieben Jahe länger leben.

Das Gefährliche an der Zigarette sind rund 400 chemische Substanzen im Rauch. Davon haben 50 eine nachweislich krebserregende Wirkung.

Hermann Lützing ist beeindruckt. Doch er sieht den Arzt eher hilflos an: »Ich habe schon so vieles versucht. Ich habe eine Kur mit grünem Hafertee gemacht. Ich habe die homöopathische Hafer-Urtinktur eingenommen. Jedesmal, bevor ich zu einer Zigarette gegriffen habe, habe ich 5 Tropfen davon im Mund zergehen lassen. Ich habe kiloweise grüne Paprikaschoten gegessen, weil die Zigarette danach nicht gut schmeckt. Ich habe zuckerfreie Eukalyptus-Bonbons gelutscht. Es hat alles nichts genützt!«

Der Doktor schlägt vor: »Sie sollten es mit dem Nikotin-Pflaster versuchen. Das dauert einige Zeit. Aber es ist ein schrittweiser Prozess, vom Nikotin loszukommen. Ihr Körper wird aus einem Pflaster über die Haut mit Nikotin versorgt. Sie bekommen in immer kleineren Dosierungen mit immer kleiner werdenden Pflastern das Nikotin. Und Ihre Lungen bleiben von den Schadstoffen der Zigarette verschont. Eines Tages brauchen Sie dann das Nikotin nicht mehr. Auf diese Weise fällt Ihnen das Aufhören leichter als jetzt.«

Hermann Lützing hat da aber noch ein Problem: »Sie haben recht. Das ist wohl die einzige Möglichkeit. Ich denke, ich muss es machen. Aber: Kann ich bis dahin etwas für meine Gesundheit tun, um die bisherigen Gefahren des Rauchens zu reduzieren? Gibt es da eine Möglichkeit? Damit ich nicht jeden zweiten Monat wieder eine Bronchitis bekomme? Damit ich nicht so anfällig für Erkältungen bin? Und damit ich den Durchblutungsstörungen und Belastungen von Herz und Kreislauf entgegenwirken kann?«

Der Arzt nickt: »Ich wollte Ihnen das auch gerade vorschlagen. Gegen Ihre Infektanfälligkeit müssen Sie sehr viel Vitamin C aufnehmen. Als Raucher brauchen Sie 3-mal so viel Vitamin C als der Nichtraucher, um keine schwachen Abwehrkräfte zu haben. Das Nikotin zerstört nämlich in hohem Maß Vitamin C. Essen Sie jeden Tag 2 Grapefruits, 2 Orangen, 3 Kiwis, 2 Paprikaschoten. Oder nehmen Sie jeden Tag ein Vitamin-C-Präparat aus der Apotheke ein.«

»Und gegen die anderen Belastungen des Rauchens?«, will Hermann Lützing wissen. Die Antwort des Arztes lautet: »Da nehmen Sie Lecithin-Tonikum aus der Apotheke. Am besten 3-mal täglich 1 Esslöffel flüssiges Lecithin-Tonikum. Es gibt aber auch Compact-Faszikel oder Dragees.«

Hermann Lützing ist neugierig geworden: »Lecithin hat meine Tante immer zur Stärkung ihrer Nerven genommen. Und das hat ihr sehr geholfen. Ist das dasselbe Lecithin?«

Der Arzt nickt: »Ja, das ist dasselbe Lecithin aus der Sojabohne. Früher dachte man, dass man damit nur Nerven und Gedächtnis stärken kann. Heute weiß man, dass dieses Lecithin noch viel mehr Einfluss auf unsere Gesundheit hat. Man kann ohne Übertreibung sagen: Es ist tatsächlich ein Lebenselixier. Es greift in so viele Funktionen unseres Organismus ein. Und es erfüllt speziell in unserer modernen Zeit eine große Aufgabe. Es kann uns tatsächlich bis zu einem gewissen Grad vor der schädigenden Wirkung vieler Alltagssünden schützen, von denen wir nur langsam oder gar nicht loskommen. Das soll kein Freibrief für einige dieser Sünden sein. Aber es gibt uns das beruhigende Gefühl, dass wir gegensteuern können!«

Viele Wissenschaftler, die sich mit den Gefahren und Belastungen durch das Rauchen befassen, weisen auf die positive Wirkung des Lecithins hin. Wenn man die Zusammenhänge betrachtet, ist eigentlich alles ganz klar: Nikotin ist – das haben viele Studien seit Jahrzehnten ergeben – eine wesentliche Ursache für die Schädigung unserer Blutgefäße. Jede einzelne Zelle dieser Gefäße wird durch das Rauchen angegriffen. Mit der Zeit kommt es zu massiven Durchblutungsstörungen, ganz besonders in den Beinen. Man spricht dann auch vom Raucherbein, eine Erkrankung, die mit kalten Füßen beginnt und mit einer Bein-Amputation enden kann.

In unseren Gefäßwänden bilden sich Ablagerungen durch sogenannte Mikro-Thromben. Sie entstehen durch die Thrombozyten-Aggregation. Und die wieder ist nur möglich, wenn der natürliche Schutz für die Gefäße ausfällt oder gehemmt wird. Dieser Schutz ist die Prostaglandin-Synthese. Ein hochaggressiver Stoff, der diese Prostaglandin-Synthese außer Kraft setzt, ist das Nikotin mit all seinen begleitenden Schadstoffen.

Da stellt sich nun die Frage: Wie kann ich, wenn ich rauche, diese Störung verhindern? Die Antwort lautet: Indem ich die Prostaglandin-Synthese stärke. Und da haben Beobachtungen und Messungen gezeigt: Wenn der Körper verstärkt Linolsäure zugeführt bekommt, nimmt die körpereigene Prostaglandin-Synthese zu. Lecithin hat einen hohen Anteil an Linolsäure. Daher erfüllt es diese wertvolle Aufgabe. Damit kann Lecithin das Risiko der Gefäßschädigung, die durch das Rauchen gefördert wird, wesentlich reduzieren.

Aber nicht nur das Rauchen zählt zu den bekannten und verbreiteten Alltagssünden. Dazu gehört auch der regelmäßige Alkoholkonsum. Hin und wieder ist Alkohol – abgesehen von starken und scharfen Getränken – in kleinen Mengen sogar für Herz und Kreislauf förderlich. Gefährlich und belastend wird er immer, wenn mehrere Gläser an einem Tag getrunken werden und wenn das jeden Tag oder fast jeden Tag passiert.

Der Alkohol kann die Phospholipide in unseren Zellwänden ganz gravierend verändern. Die Wissenschaft kann das

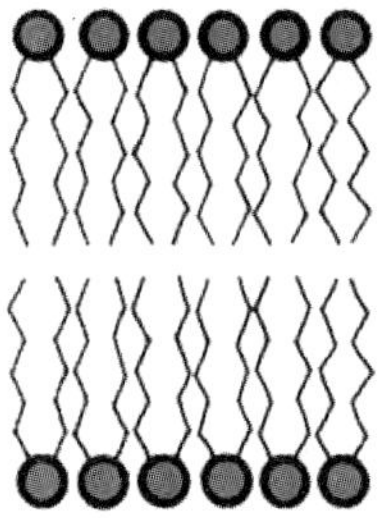

Abb. 1:
Schematische Darstellung der normalen Gefüge-ordnung einer Zellmembran ohne Alkoholeinfluß

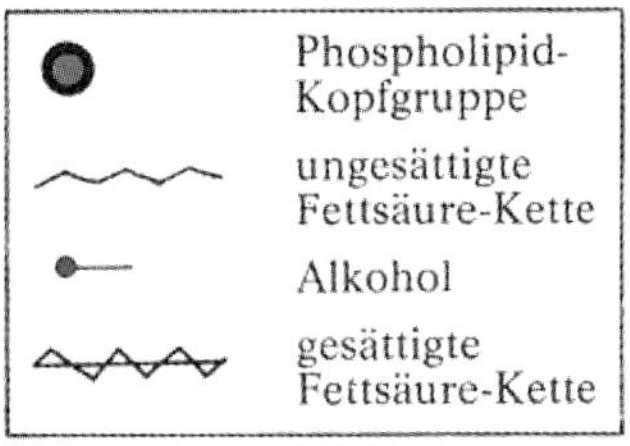

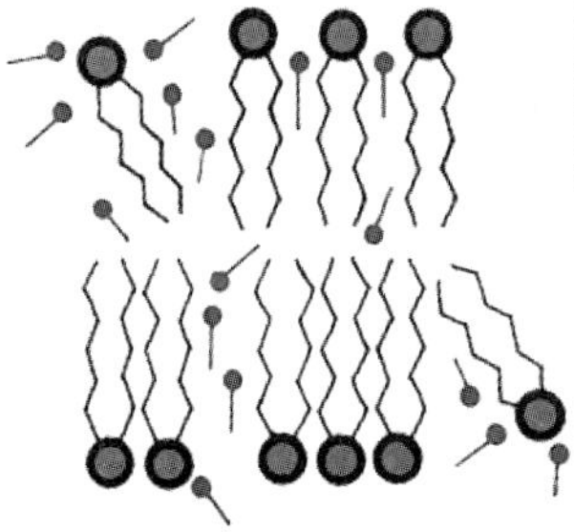

Abb. 2:
Auflösung der Zellmembran unter Alkoholeinfluß

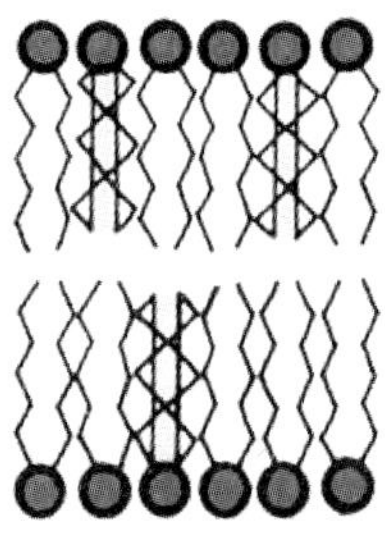

Abb. 3:
Nach Einbau gesättigter Fettsäuren starre Membran-struktur als Folge von Alkoholeinfluß

schematisch genau darstellen. In der gesunden Zellwand gibt es eine vorbildliche Gefüge-Ordnung der Phospholipide. Die Fettsäuren stehen sozusagen wie die Soldaten in Reih und Glied da und können daher optimale Leistungen erbringen.

Der Alkohol bewirkt eine chaotische Auflösung dieser Ordnung. Die Gefügestruktur innerhalb der Fettsäureketten wird gestört. Die Zellwand wird durchlässiger.

Es kommt unter Alkoholeinfluss in der Zelle und im gesamten Organismus in der Folge zu einer unkoordinierten Überaktivität. Der Rauschzustand durch zu viel Alkohol ist vorprogrammiert.

Der Körper reagiert natürlich auf dieses plötzlich entstandene Chaos. Es werden langfristig von der Zelle vermehrt Phospholipide mit gesättigten Fettsäuren eingebaut. Sie bewirken, dass die Zellmembran wieder starrer und undurchlässiger wird. Dadurch wird die Funktion der Zelle bei übermäßigem Alkoholgenuss negativ beeinflusst. und so kann das Lecithin diesem verhängnisvollen Prozess entgegenwirken:

Lecithin verfügt über einen hohen Gehalt an Linolsäure. Damit kann es der alkoholgeschädigten Zelle die Möglichkeit bieten, sich durch den Einbau von mehrfach ungesättigten Fettsäuren zu regenerieren.

Auf diese Weise kann die ursprüngliche Flexibilität und Elastizität der Zellwand wieder hergestellt werden. Das bedeutet: Die Zufuhr von Lecithin kann – im Kampf gegen die Alkoholschädigung – wieder natürliche Voraussetzungen für einen normalen Zellstoffwechsel in der Zelle und für eine stabile Zellfunktion schaffen.

Auf diese Weise ist Lecithin in der Lage, dem alkoholbedingten Prozess des Persönlichkeits- und Mobilitätsverlustes entgegenzuwirken.

Eine andere Alltagssünde: Wer belohnt sich nicht gern am Arbeitsplatz oder zu Hause zwischendurch mit einer Tasse Bohnenkaffee? Wer sitzt nicht gern gemütlich in der Freizeit mit Freunden bei einer Tasse Kaffee beisammen? Irgendwie aber schwingt oft auch ein schlechtes Gewissen mit – und die Frage: Wie gesund oder gesundheitsschädlich ist Kaffee?

Viele Studien in den letzten Jahren haben ergeben: Bohnenkaffee – in Maßen getrunken – ist keine Gefahr für die Gesundheit. Im Gegenteil: Man muss unbedingt auch mit einkalkulieren, dass das Genießen einer Tasse Kaffee einen positiven Einfluss auf Körper und Seele hat. Man kann damit die natürlichen Abwehrkräfte stärken, Stress abbauen. Es ergibt sich nun die berechtigte Frage: Was heißt eigentlich Kaffee in Maßen? Ernährungsexperten meinen: Etwa 4 Tassen Kaffee am Tag sind bei einem gesunden Menschen eine akzeptable Menge. Im Grunde genommen sollte jeder selbst beobachten und herausfinden, wie viel Kaffee er verträgt. Wer unentwegt Stress und Ärger hat, wer obendrein raucht und keine Bewegung macht, der sollte nicht noch extra große Mengen Kaffee trinken.

Es gibt sogar Situationen, in denen der Arzt dem Patienten das Kaffeetrinken durchaus gestattet, sozusagen als »Arznei«. Nämlich bei zu niedrigem Blutdruck, Kreislaufproblemen und Durchblutungsstörungen im Gehirn.

In den letzten Jahren wurde immer wieder behauptet: Bohnenkaffee fördert die Arterienverkalkung, hebt die Cholesterinwerte. Um diese Frage ein für allemal zu klären, hat man am Institut für Ernährungswissenschaften in Utrecht eine Studie durchgeführt. Sie wurde im Jahr 1997 veröffentlicht und besagt: Es kommt darauf an, wie man den Kaffee zubereitet.

Wer täglich 5 bis 6 Tassen Kaffee trinkt, der mit Papierfilter zubereitet wurde, weist nur eine minimale, nicht nennenswerte Erhöhung des Cholesterins auf, oft sogar überhaupt keine. Wer allerdings den Kaffee aus einer Espressomaschine ohne Filter zubereitet und trinkt, bei dem kommt es zu einer Erhöhung des Cholesterinspiegels um etwa 10 Prozent und mehr.

Und das ist die Erklärung dazu: Bohnenkaffee enthält außer Koffein noch weitere Aktivsubstanzen. Zwei davon sind das Cafestol und das Kahweol. Die beiden Wirkstoffe verändern den Fettstoffwechsel der Leber. Dadurch steigt der schädliche Anteil des LDL-Cholesterins im Organismus. Die beiden Substanzen dringen ungehindert durch die Metall- oder

Kunststoffsiebe von Kaffee- und Espressomaschinen. Sie bleiben aber im feinporigen Papierfilz der Kaffee-Filter zurück. Weiters interessant für alle, die sich ihren Kaffee ganz schnell zubereiten: Instant-Kaffees enthalten Cafestol und Kahweol in unbedeutenden Mengen, weil diese bei der Herstellung des Kaffeepulvers oder Kaffeegranulats abgebaut werden.

Man muss immer wieder betonen: All die negativen Wirkungen des Kaffees kommen nur zum Tragen, wenn man einfach zu viel davon trinkt. Und wenn man einige Tassen knapp hintereinander trinkt. Es ist sinnvoll, den Kaffeegenuss über den Tag zu verteilen. Allein eine Pause von 15 Minuten zwischen 2 Tassen Kaffee macht den Kaffee-Konsum bekömmlicher. Außerdem sollte man 1 Glas Wasser zu jeder Tasse Kaffee trinken, denn Kaffee entzieht dem Körper Flüssigkeit.

Die Statistik verrät, dass es viele Menschen in unseren Breiten gibt, die schlicht und einfach beim täglichen Kaffeekonsum übertreiben.

Wer das tut, der kann damit ein erhöhtes Infarktrisiko provozieren. Mehrere Studien aus neuerer Zeit über Herz- und Herzgefäßerkrankungen kommen übereinstimmend zu dem Ergebnis: Wer große Mengen ungefilterten Bohnenkaffee konsumiert, hat nicht nur erhöhte oder zu hohe Cholesterinwerte. Gleichzeitig vermindert sich der Anteil am sogenannten guten, schützenden HDL-Cholesterin.

Das gefährliche LDL-Cholesterin steigt. Mit niedrigen HDL-Werten und hohen LDL-Werten aber erhöht sich das Risiko für Arteriosklerose. Prof. Dr. D. S. Thelle von der Universität Tromsö sieht auf Grund seiner Studien einen direkten, deutlich erkennbaren Zusammenhang von übermäßigem Bohnenkaffeegenuss und einem erhöhten Cholesterinspiegel.
Er weist allerdings auch darauf hin, dass dieses Risiko durch Zigarettenrauchen und Alkoholkonsum entscheidend verstärkt wird.

Es ist nun klinisch erwiesen, dass die tägliche Gabe von Soja-Lecithin bereits innerhalb von 14 Tagen zu einem Anstieg des schützenden HDL-Cholesterins führt.

Damit wird die Gefäßwand geschützt. Außerdem weiß man, dass Lecithin einen erhöhten Cholesterinspiegel entscheidend senken kann. Es ist daher sinnvoll, wenn Kaffeetrinker, die einfach zu oft zur Tasse greifen, auch auf eine ausreichende Lecithinzufuhr achten.

Wer immer müde ist, braucht Lecithin

Ein Hochhaus in Frankfurt. In der Zeitungsredaktion laufen die Arbeiten auf Hochtouren. Es ist 16 Uhr. Die heißeste Zeit für die Journalisten. Chefredakteur Uwe Hauser diktiert gerade seiner Sekretärin den Leitartikel zu einem aktuellen Thema. Da geht die Türe auf: Irene Kaulbach, die Leiterin der Kulturredaktion, kommt herein und legt ihrem Chef einen Bericht vor.

Sie flüstert: »Ich will nicht stören. Aber, bitte, schauen Sie einmal kurz drüber, wenn Sie dann Zeit haben. Ich will den Text ohne Ihre Einwilligung nicht in Druck geben.« Sie gähnt und geht langsam, fast schwankend hinaus.

Der Chefredakteur sieht ihr kopfschüttelnd nach. Dann sieht er seine Sekretärin an und meint: »Finden Sie nicht auch, dass sie sich in letzter Zeit sehr verändert hat? Sie war doch immer eine so vitale, fast hektische Person. Was hatte die für Temperament, allein, wenn sie durch die Redaktionsräume rauschte. Bitte, die Frau ist 32. Sie wirkt plötzlich so müde ...«

Die Sekretärin ergänzt: »Chef, die Kaulbach wirkt nicht nur müde. Sie ist unentwegt müde. Kürzlich habe ich sie überrascht, als sie an ihrem Computer eingeschlafen war. Ich frage mich, ob sie vielleicht neuerdings einen sehr anstrengenden

Lebenswandel führt.« Neugierig erkundigt sich der Chefredakteur: »Haben Sie diesbezüglich etwas gehört?« Die Sekretärin verneint: »Keine Spur. Das war nur so eine Vermutung, die ich selbst nicht glaube. Mir fällt nur auf, dass sie von morgens bis abends erschöpft ist.« Chefredakteur Uwe Hauser beschließt: »Ich werde mit ihr reden. Vielleicht ist sie krank und will es uns nicht sagen.«

Nach Redaktionsschluss lässt er seine Kulturchefin kommen. Irene Kaulbach denkt, es sei wegen ihres Berichtes. Doch den findet der Chef ganz große Klasse. Er schaut die Redakteurin an und meint: »Haben Sie in jüngster Zeit Sorgen? In Ihrer Partnerschaft? Hier in der Redaktion? Sind Sie krank?«

Irene Kaulbach seufzt: »Ich bin froh, dass ich einmal mit Ihnen darüber reden kann. Bei mir ist alles in Ordnung. Keine Krise, kein Liebeskummer. Ich bin nur ununterbrochen müde. Das macht mir Sorgen. Sogar, wenn ich morgens aufstehe, fühle ich mich abgeschlagen. Ich bin dann oft noch mehr müde als am Vorabend. Ich bin zeitweise unfähig, kreativ zu sein. Ich bin bei meiner Arbeit viel langsamer als früher. Ich sitze da, habe nichts getan und bin erschöpft. Ich habe nicht einmal genügend Elan, mich in meiner Freizeit zu vergnügen. Ich dachte mir, ich bin urlaubsreif. Aber, jetzt, wo Sie es sagen, kommt mir der Gedanke: Vielleicht steckt eine schwere Krankheit dahinter.«

Der Chefredakteur beruhigt sie: »Machen Sie sich nicht gleich verrückt. Ich würde in jedem Fall zum Arzt gehen und nicht länger warten. Irgendetwas stimmt nicht mit Ihnen. Es kann ganz harmlos sein. Das war bei mir vor einem Jahr auch so. Ich war immer müde, hatte Probleme mit meinem Gedächtnis und schwache Nerven.«

Irene Kaulbach unterbricht ihren Chef: »Das kann ich mir nicht vorstellen. Das hätten wir doch bemerkt, Herr Hauser! Sie sind für uns das Musterbeispiel für einen Mann mit perfektem Gedächtnis. Sie vergessen doch nichts. Und an Ihrer Vitalität könnten sich manche junge Reporter ein Vorbild nehmen. Sie wollen mich jetzt bloß trösten. Sie waren nie so müde.«

Der Chefredakteur lacht: »Ich war tatsächlich total fertig. Und es freut mich, dass damals keiner meinen erschreckenden Zustand bemerkt hat. Ich war beim Arzt, habe mich mehrmals untersuchen lassen. Alles war in Ordnung. Und dann hat mir der Doktor ein kleines Geheimnis verraten. Das hat mich schnell wieder körperlich fit und geistig rege gemacht.«

Er greift links unten in eine seiner Schreibtischladen und holt eine Flasche mit einem Esslöffel hervor. Er deutet darauf und meint: »Das hat mich wieder vital gemacht. Ich hatte einen Mangel an Lecithin.« »Und was ist das da in der Flasche?«, fragt Irene Hauser. »Das ist Naturlecithin. Ich nehme es seither regelmäßig. Ein richtiger Kraftspender. Und obendrein schmeckt es gut.«

Damit steckt Uwe Hauser die Flasche wieder weg.

Die Kulturredakteurin hat Hoffnung bekommen, dass alles wieder gut wird. Sie ist froh, dass der Chef sie auf ihre permanente Müdigkeit angesprochen hat. Sie verlässt das Zimmer und ruft sofort bei ihrem Arzt an. Sie vereinbart für den nächsten Tag einen Termin und informiert ihn über ihren Zustand.

Der Arzt nimmt die Müdigkeit von Irene Kaulbach sehr ernst. Sie wird gründlich untersucht, Labormessungen werden an ihr vorgenommen. Ständige Müdigkeit kann so viel bedeuten: eine Erkrankung der Schilddrüse, ein Problem mit dem Herz, zu hoher oder zu niedriger Blutdruck und eine Reihe von Mangelerscheinungen.

Doch nach einer Woche steht fest: Sie hat keinerlei organische Erkrankungen. Sie ist gesund. Der Kommentar des Arztes: »Sie sind ausgelaugt. Sie müssen geistig und körperlich aufgebaut werden.« Irene Kaulbach fragt: »Soll ich vielleicht Lecithin nehmen?« Der Mediziner sieht sie erstaunt an: »Das wollte ich

Ihnen in diesem Augenblick empfehlen. Waren Sie bereits bei einem anderen Arzt?« Sie schüttelt den Kopf und lacht: »Nein, mein Chef hat mir das geraten.« Da meint der Arzt: »Zu diesem Chef kann ich Ihnen nur gratulieren!«

Viele haben das schon erlebt: Man steht morgens auf und ist bereits müde. Und diese Müdigkeit sitzt Ihnen den ganzen Tag über wie ein lästiger Klotz am Bein. Ärzte sprechen von der chronischen Müdigkeit.

Der Fachausdruck für diese Befindlichkeitsstörung lautet: CSF – Chronique Fatique Syndrome.

Diese Müdigkeit beeinflusst die allgemeine Stimmung, führt sehr oft zu depressiven Zuständen, blockiert das Denken und die Konzentration, vermindert verständlicherweise die Leistungsfähigkeit.

Vielfach wurde in den vergangenen Jahren vermutet, dass hinter dieser Müdigkeit ein Virus stecken könnte. Andere wieder glaubten an einen Vitamin- und Mineralstoffmangel.

Amerikanische Wissenschaftler haben eine Lösung gefunden. Sie haben nachgewiesen, dass man diese Müdigkeit mit regelmäßigen Gaben von Naturlecithin bekämpfen kann.

Der erfolgreiche Einsatz von Lecithin gegen ständige Müdigkeit lässt sich im Grunde genommen durch die klassischen, bereits bekannten Wirkungen dieses Elixiers erklären:

- Lecithin ist Energie für das Gehirn. Müdigkeit oder Vitalität werden zu einem guten Teil auch vom Gehirn aus gesteuert. Ein typisches Anzeichen von Müdigkeit ist mangelnde Konzentration. Diese lässt sich mit Lecithin hervorragend verbessern.
- Lecithin beugt der vorzeitigen Arterienverkalkung vor und hält die Gefäße jung. Eine wirkungsvolle Maßnahme gegen altersbedingtes Ermüden.

- Unsere gute Laune und Agilität ist unter anderem von einer gesunden, gut funktionierenden Leber abhängig. Lecithin ist ein wichtiger Leber-Schutzstoff.
- Lecithin reduziert die Auswirkungen von Rauchen, Alkohol und zu viel Kaffee. Sie lösen unter anderem Erschöpfung und Müdigkeit aus.
- Lecithin ist durch den reichen Anteil an Phosphat und ungesättigten Fettsäuren ein wertvoller Energielieferant für den Körper, vor allem für die Muskeln. Damit kann es Müdigkeitserscheinungen rasch wieder aus der Welt schaffen.
- Lecithin kann neuen Schwung in die Liebe zweier Menschen bringen. Wenn hier Probleme auftauchen, kann sehr oft Müdigkeit im Spiel sein.

Allerdings sollte man im Kampf gegen chronische Müdigkeit nach verblüffenden Erfolgen mit der regelmäßigen Einnahme von Naturlecithin aus der Apotheke auch den gesamten Lebensstil entsprechend ändern.

Das bedeutet:

- Achten Sie auf eine gesunde und ausgewogene Ernährung, vor allem mit Vollkornprodukten, viel Obst und Gemüse, wenig tierischen Fetten, wenig Fleisch, mit täglich 1 1/2 bis 2 Litern Wasser oder ungesüßtem Kräutertee. Gehen Sie sparsam mit Zucker und Salz um.
- Bewegen Sie sich – so oft es geht – an der frischen Luft, auch bei schlechtem Wetter und in der kalten Jahreszeit. Machen Sie Spaziergänge in sauerstoffreicher, sauberer Luft.
- Achten Sie genau darauf, wie viele Stunden Sie täglich arbeiten. Egal, ob im Beruf, im Haushalt oder als Hobby im Garten. Überfordern Sie sich nicht dabei. Vergessen Sie nicht: Körper und Geist brauchen Ruhephasen, in denen Sie

sich optimal regenerieren können. Die gut dosierte Erholung ist wichtig, damit es nicht zu Leistungsschwäche und Erschöpfung kommt.

- Wenn Sie müde sind, dann vermeiden Sie Medikamente, versuchen Sie auch nicht, sich mit Zigaretten, Kaffee oder Cola-Getränken fit zu machen. Das ist nicht zielführend.

Lecithin bremst die Arterienverkalkung

Unerträglich schwingen die lauten Akkorde der Musik von Richard Wagner durch die Aufbahrungshalle mitten im Friedhof von Karlsruhe. Schwarz gekleidete Männer legen die Kränze der Angehörigen zur Seite. Dann ziehen sie den Sarg auf einen Wagen mit vier Rädern, legen die Kränze darauf, warten kurz.

Danach setzt sich der Trauerzug durch den Friedhof in Richtung Grabstätte in Bewegung. Vom Turm der Friedhofskirche hört man die Totenglocke.

Ludmilla Braunrieder, 71, war eine sehr beliebte Frau gewesen. Sie hatte viel Gutes getan in ihrem Leben. Und sie war der Mittelpunkt der Familie. Es ist keiner auf dem Friedhof, der nicht aus tiefem Herzen um die Frau trauert.

Frieda Thalmann, 50, die älteste Tochter der Verstorbenen, nimmt am Ende der Beerdigung die Kondolenz entgegen. Ihre Augen leuchten auf, als sie Dr. Weber vor sich sieht, den Arzt ihrer Mutter. Sie drückt ihm die Hand und flüstert: »Schön, dass Sie auch gekommen sind. Meine Mutter hat Sie sehr verehrt und Ihnen immer sehr vertraut. Ich danke Ihnen, dass Sie sie bis zuletzt so liebevoll umsorgt haben.« Der Arzt nickt. Frieda Thalmann fügt hinzu: »Der Tod meiner Mutter hat mich sehr zum Nachdenken angeregt. Darf ich nächste Woche bei Ihnen in der Ordination vorbeikommen?«

Acht Tage später ist es so weit. Dr. Weber und Frieda Thalmann sitzen einander in der Ordination gegenüber. Leise beginnt Frieda Thalmann: »Ich kann mir denken, wieso es zum tödlichen Schlaganfall meiner Mutter gekommen ist.« Der Arzt erklärt es ihr genau: »Sie hatte eine sehr weit fortgeschrittene Arteriosklerose. Da war nichts mehr zu machen. Viele ihrer Gefäße waren vollkommen verstopft. Das hat dann auch zu der Thrombose im Gehirn geführt.« Die Tochter erinnert sich: »Vor ein paar Jahren hat sie geklagt, dass sie beim Gehen Schmerzen in den Beinen hat. Sie musste alle paar Meter stehen bleiben.«

»Ich weiß: Sie hat an der sogenannten Schaufenster-Krankheit gelitten. Das war der Beweis, dass sie schon eine sehr ausgeprägte Arterienverkalkung hatte. Sie war ja auch bereits sehr vergesslich. Auch ihre Herzkranzarterien müssen bereits verstopft gewesen sein, denn sie hat auch über Schmerzen in der Brust geklagt.«

Frieda Thalmann sitzt blass da, schluckt und meint dann leise: »Es ist eine furchtbare Vorstellung: Da läuft im Körper ein Geschehen ab, das im Endeffekt zu einem schlimmen Tod führt. Sagen Sie, Herr Doktor: Kann man da vorbeugend nichts tun? Ich möchte nicht so sterben wie meine Mutter. Kann man die Verkalkung der Gefäße bremsen? Oder ist das Schicksal?«

Dr. Weber antwortet blitzschnell: »Natürlich kann man etwas tun, damit die Arteriosklerose nicht so schnell fortschreitet. Um so eine Vorsorge besser zu verstehen, muss man zuerst wissen, wie es zur Arterienverkalkung kommt.«

Und dann erklärt er es: Die natürliche Abnutzung der Gefäße, verbunden mit Fett- und Kalkablagerungen, führt zur Arterienverkalkung. Die Veranlagung spielt dabei eine große Rolle. Hohe Cholesterinwerte und Homocysteinwerte sind schädlich für die Gefäße. Aber auch Rauchen, Dauerstress und eine gesundheitsschädliche Ernährung verstärken die Verkalkung.

Besonders gefährdet sind Zuckerkranke, Fettstoffwechselkranke, Übergewichtige und Menschen, die zu wenig Bewegung machen. Auch hoher Blutdruck fördert die Arterienverkalkung.

Frieda Thalmann erkundigt sich: »Warum bemerkt man das oft so spät oder gar zu spät?« Die Antwort lautet: »Weil die Arteriosklerose nicht wehtut. Doch heutzutage gibt es neue Chance. Man kann mit der modernen Diagnostik erkennen, wie sehr die Gefäße eines Menschen verkalkt sind. Man misst die Elastizität der Gefäße. Und zwar kontrolliert man die Pulswellen-Geschwindigkeit: Wie schnell fließt das Blut in der Aorta am Hals und in der Leiste nach jedem Herzschlag. Wie lange benötigt es vom Hals bis in die Leiste. Die Pulswellen-Geschwindigkeit ist bei einer versteiften Aorta hoch, bei einem dehnbaren Gefäß niedrig.«

Frieda Thalmann will sich einer solchen Messung unterziehen. Zwei Wochen später hat der Arzt das Ergebnis aus einem Herz-Kreislauf-Institut. Er erläutert: »Ihre Gefäße sind sehr elastisch. Sie sind natürlich nicht ganz frei von Ablagerungen. Es gibt somit Ansätze für eine beginnende Arterienverkalkung.« Der Arzt schlägt ihr einen ganzen Maßnahmen-Katalog vor:

- Tierische Fette einsparen und kein fettes Fleisch in der täglichen Ernährung. Wenig Salz, wenig Zucker, wenig Süßes, wenig Alkohol.
- Entspannen Sie sich nach Stressphasen. Lernen Sie autogenes Training, Yoga oder Feldenkrais-Training. Auch Atemübungen verhelfen zu innerer Ruhe. Meiden Sie Ärger und Aufregungen.
- Machen Sie hin und wieder – unter ärztlicher Aufsicht – eine Gewichtsreduktionskur.
- Führen Sie Kneippsche Wasseranwendungen durch: Wassertreten oder Güsse.

Zum Schluss rät er noch: »Nehmen Sie regelmäßig Lecithin aus der Apotheke. Es beugt nachweislich der Arterienverkalkung vor, weil es Einlagerungen in die Gefäßwände verhindert.«

Als Frieda Thalmann die Ordination des Arztes verlässt, ist sie um eine Erfahrung reicher. Sie hatte bisher davon gehört, dass man im Kampf gegen eine frühzeitige Arterienverkalkung Mistel-, Weißdorn- und Herzgespanntee trinken sowie Knoblauch essen soll.

Von Lecithin hat sie in diesem Zusammenhang noch nie etwas gehört. Der Gedanke fasziniert sie: Es gibt ein Lebenselixier gegen Arterienverkalkung.

Jeder von uns möchte so lange wie möglich jung und vital bleiben. Ob wir das schaffen, hängt zu einem entscheidenden Teil von unseren Blutgefäßen ab. Denn die Arterienverkalkung ist für unseren fortschreitenden Alterungsprozess entscheidend mitverantwortlich.

Die Frage ist daher: Was kann jeder gegen die Arterienverkalkung tun? Man kann sie nicht verhindern. Doch man kann sie bremsen, hinauszögern.

Dazu muss man wissen: Die Frage nach der Arterienverkalkung ist nicht ausschließlich ein Thema für ältere Menschen. Ab dem 20. Lebensjahr kann man bereits eine beginnende Verkalkung der Gefäßwände feststellen. Da ergibt sich nun die Frage: Was passiert im Körper auf dem Weg zur Arterienverkalkung?

Unser Organismus benötigt Cholesterin für viele lebenswichtige Funktionen, zum Beispiel auch für die Produktion von Sexualhormonen.
Wenn nun aber dieses Cholesterin – aus vielen verschiedenen Gründen – aus sehr niedrigen HDL-Werten und sehr hohen LDL-Werten besteht, dann übernimmt das negative, schädliche LDL-Cholesterin unter Einwirkung von Sauerstoff und aggressiven Stoffwechsel- und Umweltmolekülen – den sogenannten

»freien Radikalen« – eine verhängnisvolle Aktion. Es fördert die Einlagerung von sogenannten Plaques in die Gefäßwände. Die Gefäße werden immer enger und verlieren an Elastizität.

Die Gefahr für Herz-Kreislauf-Erkankungen wie Herzinfarkt und Schaganfall steigt.

In diesem Ablauf spielt Lecithin eine sehr wichtige Schutzrolle. Es hat eine faszinierende Eigenschaft: Es kann die positiven Anteile des Cholesterins im Körper, das sogenannte schützende HDL-Cholesterin anheben, und gleichzeitig das schädliche LDL-Cholesterin senken.

Diesbezügliche Studien wurden von der deutschen Buer-Forschung durchgeführt. Dabei zeigte sich durch die vierwöchige Einnahme von 3-mal täglich 1 Esslöffel flüssigem Lecithin eine Senkung des LDL-Cholesterins um 22 Prozent.

Auch der Triglyzeridspiegel wurde gesenkt. Alles Voraussetzungen, die vor frühzeitiger Arterienverkalkung schützen und das Risiko für deren Entstehung maßgeblich vermindern.

Das ist speziell in den Wintermonaten ein aktuelles Gesundheitsthema: Im Winter steigt die Gefahr für Herz-Kreislauf-Erkrankungen.

Durch die niedrigen Temperaturen ziehen sich die Blutgefäße zusammen. Wenn diese Gefäße nun durch arteriosklerotische Ablagerungen bereits belastet sind, kann das zur entscheidenden Katastrophe führen.

Schon allein aus diesem Grund sollte in der kalten Jahreszeit der Lecithin-Haushalt im menschlichen Organismus stimmen. Das bedeutet: lecithinreiche Ernährung oder Lecithin-Tonikum aus der Apotheke, das aus der biologisch angebauten Sojabohne gewonnen wird.

Lecithin senkt erhöhtes Cholesterin

Alfred Stiegmayer, 56, Kantinenkoch in Düsseldorf, ist ein fröhlicher Mann. Kollegen und Freunde mögen ihn. Man kann mit ihm herrliche Feste feiern. Er ist eine Stimmungskanone. Kein Wunder: Er fühlt sich wohl. Er hat allerdings ein Problem.

Er leidet seit einiger Zeit an Übergewicht. Viele Hosen und Sakkos passen ihm nicht mehr. Beim Treppensteigen kommt er stark außer Atem. Er will abnehmen. Aber nicht mit irgendwelchen Diäten oder Hungerkuren. Er will das nur gemeinsam mit dem Arzt machen.

Daher sucht er Dr. Alexander Lohmayer auf. Auch er findet, dass das Körpergewicht bereits bedenklich für die Gesundheit ist. Ehe er aber einen Ernährungsplan für den Patienten zusammenstellt, schickt er ihn in ein Labor zur Erfassung aller seiner Werte.

Einige Tage später hat der Arzt den Laborbericht vor sich und stellt fest: »Sie haben auch erhöhte Cholesterinwerte!« Alfred Stiegmayer ist entsetzt. Er hat Angst, dass er jetzt sein Leben lang Tabletten nehmen muss.

Der Arzt klärt ihn aber sofort auf: »Medikamente werden in der Medizin nur dann eingesetzt, wenn die Cholesterinwerte so hoch sind, dass eine Katastrophe zu befürchten ist: ein Herzinfarkt oder ein Schlaganfall. Davon sind Sie weit entfernt. Sie können Ihre Werte locker mit natürlichen Methoden selbst wieder reduzieren.«

»Was muss ich machen?«, erkundigt sich Alfred Stiegmayer.

Dr. Alexander Lohmayer zählt alles auf: »Vernünftige Ernährung ohne tierische Fette. Sie sind das Hauptübel. Cholesterinreiche Nahrungsmittel meiden. Viel körperliche Bewegung. Abbau des Übergewichts. Und die regelmäßige Einnahme von Naturlecithin aus der Apotheke. Viele wissen das nicht. Aber seriöse wissenschaftliche Studien haben bewiesen: Lecithin ist ein natürlicher Feind des Cholesterins. Man kann mit Lecithin und vernünftiger Ernährung erhöhte Blutfette optimal in den Griff bekommen.«

Abschließend versichert der Arzt: »Wenn Sie all diese Maßnahmen durchführen, dann sind Sie bald wieder ein vollkommen gesunder Mensch ohne Risikofaktoren!«

Jeder dritte Deutsche stirbt vorzeitig an den Folgen einer Herz-Kreislauf-Erkrankung. Dazu gehören in erster Linie Herzinfarkt, Schlaganfall, Arteriosklerose. Verursacht wird diese bedenkliche Situation in vielen Fällen durch einen zu hohen Cholesterinspiegel und durch zu hohe Blutfettwerte. Das Verhängnis: Viele gefährdete Menschen kennen ihre Cholesterinwerte gar nicht.

Es ist daher höchste Zeit, dass wir uns mehr mit unseren Blutfetten befassen. Eines muss vorweg festgehalten werden: Cholesterin an sich ist nichts Böses. Es wird dem Organismus nicht bloß durch die Nahrung zugeführt. Es wird im Körper auch selbst hergestellt.

Ohne Cholesterin könnte unser gesamtes Zellsystem nicht funktionieren. Unsere Sexualhormone könnten nicht gebildet werden. Es gäbe ohne Cholesterin keinen Sex, keine Fortpflanzung. Cholesterin wirkt auch mit beim Aufbau der Nervenzellen und der Immunkraft.

Allerdings: Kommt zu viel Cholesterin in unser Blut, dann ist unsere Gesundheit bedroht.

Aus diesem Grund sollte jeder über seine Cholesterinwerte Bescheid wissen. Mit einem sogenannten Reflotron kann heute jeder Hausarzt die Blutfettwerte seines Patienten messen. Es genügt dazu ein einziger Blutstropfen aus dem Finger. Ergibt diese Schnelluntersuchung ein besorgniserregendes Ergebnis, dann wird im Labor noch einmal eine genaue Untersuchung gemacht.

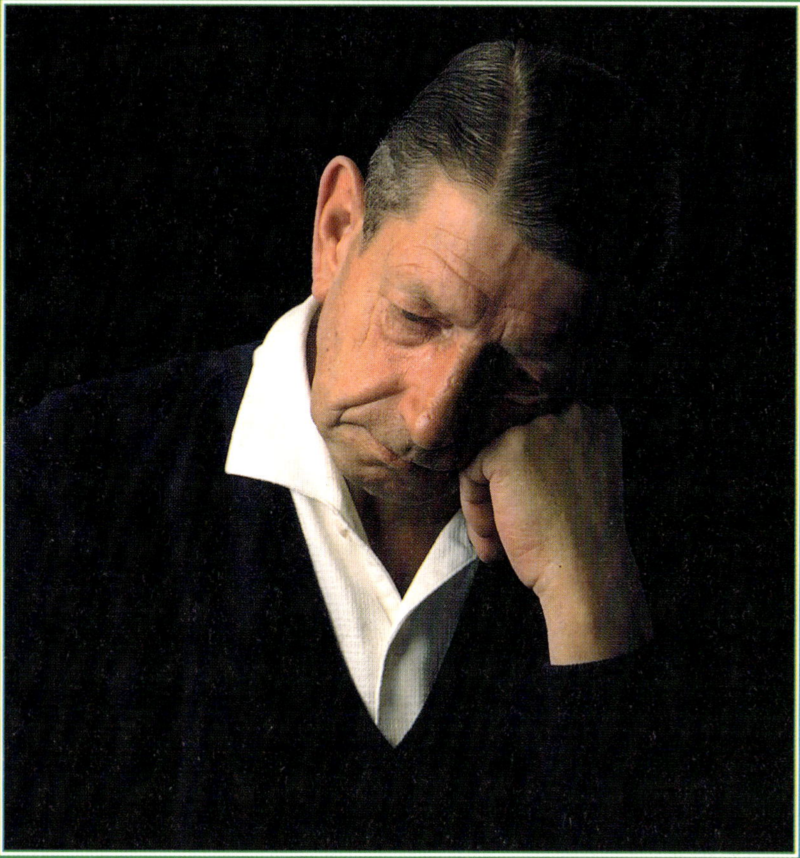

Wenn familiäre Probleme
einen geruhsamen Lebensabend
nicht zulassen –
Lecithin hilft Ihnen,
Krisen des Lebens zu meistern.
Lesen Sie auf
Seite 96 f.

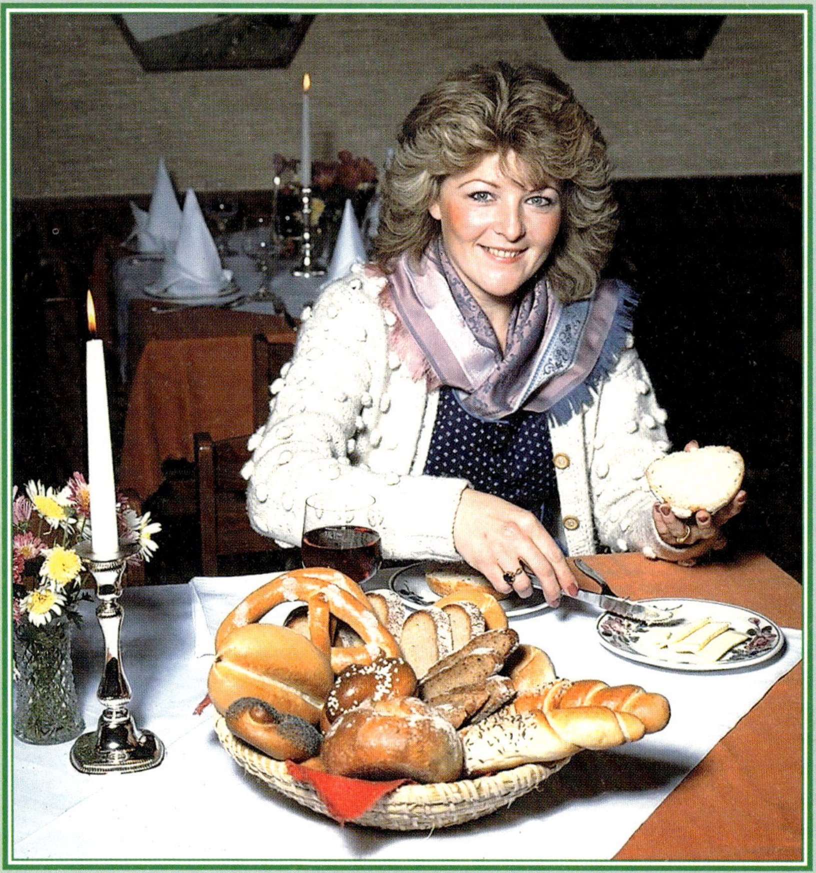

*Lecithin senkt den Cholesterinspiegel –
neben der gesunden Ernährung
bietet Lecithin
die ausgezeichnete Möglichkeit,
erhöhte Blutfettwerte
in den Griff zu bekommen.
Lesen Sie auf
Seite 127 f.*

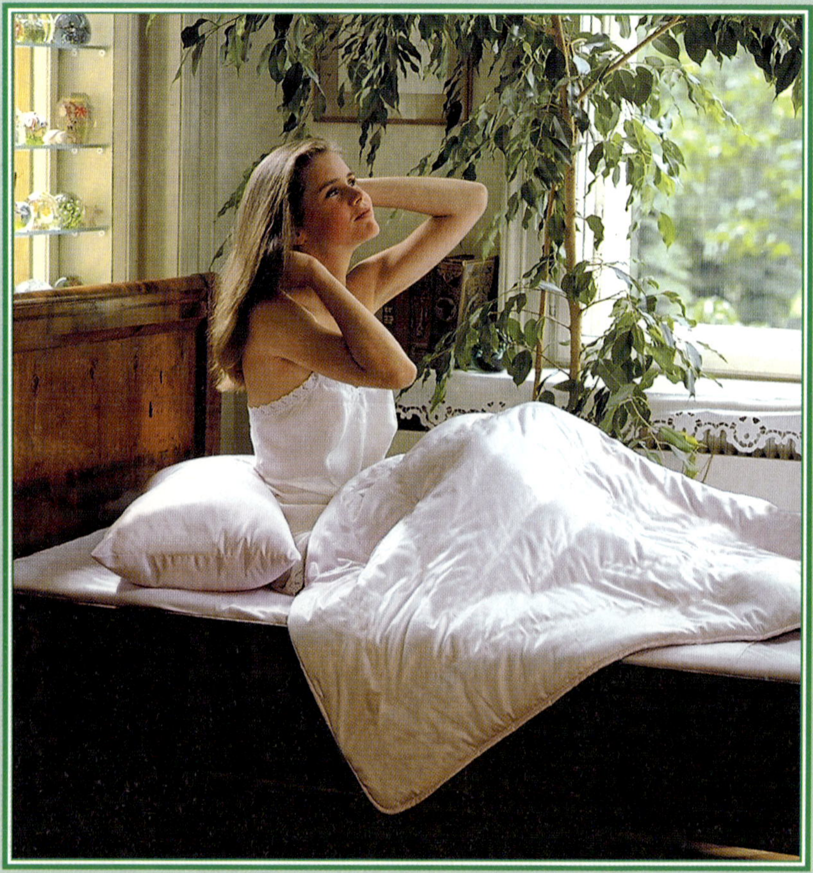

*Gehören Sie auch zu den Menschen,
die trotz bleierner Müdigkeit
und Erschöpfung
oft vergebens auf den erlösenden
Schlaf warten?
Lecithin kann helfen, diese Einschlafstörungen
zu überwinden.*
Lesen Sie auf Seite 154 f.

Da der Cholesterinwert aus dem sogenannten »bösen«, gesundheitsgefährdenden LDL-Cholesterin und dem »guten«, schützenden HDL-Cholesterin besteht, muss nun festgestellt werden, wie das anteilsmäßige Verhältnis der beiden zueinander ist. Gefährlich wird es, wenn das schützende HDL-Cholesterin sehr niedrig, das schädigende LDL-Cholesterin sehr hoch ist.

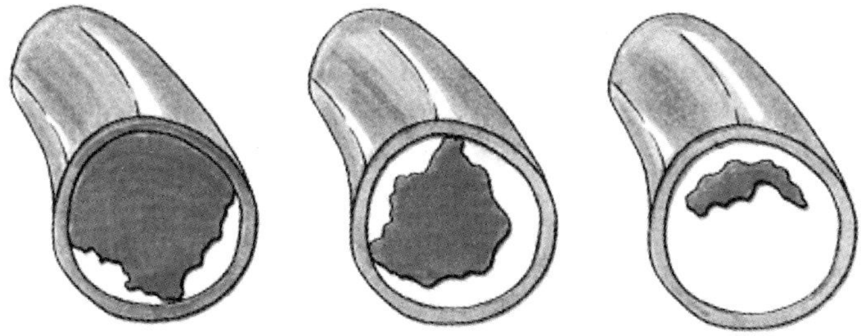

Schematische Darstellung der Arteriosklerose-Entwicklung

Grundsätzlich aber gilt die Regel: Hat jemand einen Gesamt-Cholesterinspiegel von 200 bis 230, dann ist alles in Ordnung. Alle anderen Werte darüber besagen: Es muss alles getan werden, um sie entscheidend zu senken.

Es ist erwiesen: Man kann mit Ernährungsumstellung, Bewegung und einer allgemein gesünderen Lebensweise das Cholesterin wieder in den Griff bekommen und einen Herzinfarkt verhindern, der Arteriosklerose vorbeugen oder sie sogar zum Teil wieder zurückbilden.

Und so meistern Sie die Cholesterin-Gefahr:

- Die Ernährung: Essen Sie nicht zu viel und nicht zu fett. Meiden Sie tierische Fette. Hände weg von zu viel Eiern. Ein Eidotter liefert bereits die pro Tag empfohlene Höchstzufuhr von 300 Milligramm Cholesterin. Ziehen Sie Geflügelfleisch ohne Haut dem Schweinebraten vor. Verzichten Sie auf

Wurst, Speck und Gepökeltes. Reduzieren Sie entscheidend den Zucker in Ihrem Speiseplan, aber auch Süßigkeiten. Keine Innereien von Tieren essen, fettarme Milchprodukte bevorzugen. Besser Vollkornbrot als Weißbrot. Essen Sie reichlich Gemüse und frisches Obst. Das ideale Getränk zum Durstlöschen: Mineralwasser.

- Bewegung: Betreiben Sie regelmäßig Bewegung. Fahren Sie nicht jede kleinste Strecke mit dem Auto. Nehmen Sie so oft wie möglich die Treppe anstelle des Lifts. Wer 3-mal die Woche 20 bis 30 Minuten Sport betreibt – Radfahren, Wandern, Schwimmen, Tennis spielen – kann den Cholesterinspiegel deutlich senken.

- Gesunde Lebensweise: Sagen Sie Ihrem Übergewicht den Kampf an. Geben Sie das Rauchen auf. Verzichten Sie auf Alkohol. Gehen Sie negativem Stress und allzu großen Aufregungen aus dem Weg.

- Nehmen Sie regelmäßig Naturlecithin zu sich. Es ist ein hervorragender Cholesterin-Senker.

Es ist nachgewiesen: Mit derartigen natürlichen Maßnahmen, mit denen man auch die Arterienverkalkung bremst, kann man das Cholesterin in den Griff bekommen. Wenn die Werte dennoch zu hoch bleiben, muss der Arzt Medikamente verordnen.

Wenden wir uns aber nun gezielt dem Lecithin und seiner cholesterinsenkenden Wirkung zu, die man noch gar nicht allzu lange kennt.

- Im Jahr 1964 wiesen Dr. Juchems und Dr. Gross an der Medizinischen Poliklinik der Universität Würzburg nach, dass man mit Lecithin erhöhte Blutfette senken kann. Die Entdeckung erregte damals in Fachkreisen großes Aufsehen.

- Im Jahr 1972 wurden diese Ergebnisse von Prof. Dr. Kiese in München durch Experimente bestätigt.

- Im Jahr 1973 berichtete der amerikanische Chemiker Dr. J. Rinse in einem medizinischen Erfahrungsbericht, der später vom »Diät-Papst« Gaylord Hauser veröffentlicht wurde: »Ich habe 1951 meinen ersten Herzanfall erlitten. 1957 kam ein zweiter Herzanfall. Die Ärzte gaben mir noch 10 Jahre zu leben. Da begann ich, zusätzlich zu meinen Medikamenten Lecithin einzunehmen. Bereits nach drei Monaten waren alle Symptome meiner Angina pectoris verschwunden. »16 Jahre nach seiner letzten Herzattacke bestätigte ihm sein Arzt ein gesundes Herz und einen gesunden Cholesterinspiegel.
- 1981 verkündete Prof. Dr. G. C. Descovich an der Universität von Bologna ein sehr detailliertes Studienergebnis. Er berichtete: Das Soja-Lecithin kann den Anteil des schädlichen LDL-Cholesterins senken und den Anteil des schützenden HDL-Cholesterins anheben. Genau das ist das Ziel, das man in der Medizin erreichen will.
- 1987 erschien in der deutschen Fachzeitschrift »Die Medizinische Welt« ein großer Bericht über den »Einfluss von Lecithin auf erhöhte Blutfette«. Die Autoren waren die Wissenschaftler Dr. D. Kupke aus Hamburg, Dr. U. Schmidt von der II. Medizinischen Klinik und Poliklinik rechts der Isar der Universität München und Dr. H.-J. Reimann vom Mount Sinai Hospital, New York. Die Autoren weisen darauf hin, dass Medikamente, die zur Senkung zu hoher Blutfettwerte eingesetzt werden, folgende Bedingungen erfüllen sollten:

  Es muss zu einer wirksamen Senkung erhöhter Cholesterin- und Triglyzeridwerte kommen, welche über die Wirkung einer Diät hinausgeht. Es dürfen keine oder nur wenige Nebenwirkungen auftreten. Die Autoren finden, dass die meisten der cholesterinsenkenden Medikamente in dieser Hinsicht kritisch betrachtet werden müssen.
- Genau von dieser Position gingen auch die Wissenschaftler des amerikanischen »Life Science Research Office,

Federation of American Societies for Experimental Biology«, in Bethesda, Maryland, aus. Sie testeten die Wirkung des Lecithins. Auch sie wiesen die Anhebung des HDL-Cholesterins und die Senkung des LDL-Cholesterins nach. Und das ohne Nebenwirkungen.

- Dieser amerikanische LSRO-Report gab den Startschuss zu weiteren Studien in diese Richtung. Besonders beeindruckend ist die randomisierte kontrollierte Doppelblindstudie an der II. Medizinischen Klinik und Poliklinik rechts der Isar in München von 1986. Es nahmen 240 Patienten daran teil, die einen deutlich erhöhten Cholesterinspiegel aufwiesen. Eine Gruppe von 120 Teilnehmern erhielt 3-mal täglich 20 Milliliter Naturlecithin flüssig, die andere Gruppe ein Placebo mit demselben Aussehen und demselben Geschmack.

  Die Studie dauerte 4 Wochen. Alle Probanden wurden wöchentlich untersucht. Die Ärzte kontrollierten das Gesamt-Cholesterin, das LDL-Cholesterin, das HDL-Cholesterin und die Triglyzeride. Das Ergebnis: In der Gruppe, in der Lecithin verabreicht wurde, nahmen das Gesamt-Cholesterin und die Triglyzeride deutlich ab, wobei das LDL-Cholesterin deutlich reduziert und das HDL-Cholesterin beachtlich angehoben wurde.

- Dieses Ergebnis brachte Mediziner im Umfeld der Konsensus-Konferenz der Europäischen Arteriosklerose-Gesellschaft im Juni 1986 zu dem Schluss: Lecithin-Gaben sind – begleitet von einer entsprechenden Ernährung – nicht nur ein wertvoller natürlicher Beitrag zur Senkung erhöhter Cholesterinwerte. Lecithin ist auch sinnvoll einzusetzen, wenn es darum geht, das Ansteigen der Cholesterinwerte zu verhindern.

- Im Jahr 1988 wurde das Ergebnis einer Studie veröffentlicht, die Dr. H. Meruna, Chefarzt der Inneren Abteilung der

Siekertalklinik in Bad Oeynhausen, durchführte. Es nahmen 96 Patienten mit deutlich erhöhten Cholesterinwerten teil. 48 Patienten wurden 4 Wochen lang mit 3-mal täglich 2 Stück Lecithin-Compact-Faszikel versorgt. Sie nahmen damit jeden Tag 9 Gramm Lecithin zu sich. Die übrigen bekamen ein wirkungsloses Placebo mit gleichem Aussehen und gleichem Geschmack. Auch hier sank das Gesamt-Cholesterin, und zwar um fast 20 Prozent. Das LDL-Cholesterin sank um etwa 23 Prozent, das HDL-Cholesterin blieb im Wesentlichen unbeeinflusst.

Zusammenfassend muss man sagen:

Alle namhaften Cholesterin-Forscher sind der Meinung, dass man erhöhte Cholesterinwerte in erster Linie mit einer Umstellung der Ernährung unter Kontrolle halten sollte.
Das Lecithin aus der Sojabohne ist eine der bedeutendsten »sanften« Substanzen im Kampf gegen Herz-Kreislauf-Erkrankungen. Denn es hat eine hervorragende Eigenschaft: Es steuert den Transport des Cholesterins in unserem Blut. Und es verhindert dabei, dass sich das Cholesterin in die Zellwände einlagert. Lecithin ist sozusagen die »Kanal-Brigade« unserer Blutgefäße. Ist zu wenig Lecithin im Körper vorhanden, dann gibt es keine Kontrolle über das Cholesterin und dieses tendiert dazu, sich an den Wänden der Blutgefäße festzusetzen.

Lecithin – die »Polizei« für das Homocystein

»Schön, Sie wieder zu sehen, Herr Doktor!« Karlheinz Döberl, 49, strahlt übers ganze Gesicht, als er das Ordinationszimmer seines Hausarztes Dr. Jan Heinrich in Augsburg betritt. Karlheinz Döberl ist immer guter Laune. Das macht ihn auch überall so beliebt. Er war lange nicht bei seinem Doktor. Er meldet sich von einem dreiwöchigen Kuraufenthalt in Bad Krozingen zurück.

»Wie geht es Ihnen?«, erkundigt sich Dr. Heinrich. Karlheinz Döberl antwortet lachend: »Hervorragend. Einem schlechten Menschen geht es immer gut. Ha, ha, ha, ha!« Er freut sich über seinen eigenen Scherz und fügt hinzu: »Sie wundern sich natürlich, weil ich Ihre ganze medizinische Philosophie über den Haufen werfe. Aber ich kann Ihnen nicht helfen: Mir geht es gut. Ich fühle mich wohl. Auch, wenn ich 110 Kilo wiege. Ihrer Meinung nach natürlich viel zu viel. Aber während meiner Kur habe ich abermals die Bestätigung bekommen: Meine Werte sind bestens. Ich habe traumhafte Cholesterin- und Blutdruckwerte. Also: Keine Spur von Herzinfarkt-Gefahr. Ich bin ein medizinisches Wunder. An mir, lieber Herr Doktor, können Sie kein Geld verdienen.«

Dr. Jan Heinrich lächelt aus Höflichkeit. Dann aber bremst er seinen Besucher etwas ein: »Als Ihr Arzt liegt mir Ihre Gesundheit am Herzen. Sie sind zu dick. Das kann auf die Dauer nicht gesund sein. Sie haben ein knallrotes Gesicht, kommen leicht ins Schwitzen. Ich schlage vor, dass Sie das ganze Spektrum aller heute möglichen Laborwerte messen lassen.«

»Ja, wenn es Ihnen Spaß macht, Herr Doktor«, poltert Karlheinz Döberl. »Aber ich sage Ihnen, Sie werden enttäuscht sein. Ich betone noch einmal: Der Kurarzt hat meine Cholesterinwerte gemessen. Die sind in Ordnung. Ich werde also weiter meinen Schweinebraten, meine Kalbshaxe und meine geliebte Schwarzwälder Kirschtorte mit viel Schlagsahne genießen. Ich kann es mir erlauben.«

Der Arzt meint nachdenklich: »Sie schneiden da ein sehr wichtiges Thema an, Herr Döberl – die Ernährung. Es kann Ihrer Gesundheit nicht förderlich sein, wenn Sie so viel Fleisch und tierische Fette essen. Ich weiß es ja: Sie essen kein Gemüse, fast kein Obst, keine Salate. Das wird sich eines Tages rächen. Darum noch einmal: Lassen Sie Ihre gesamten Werte messen. Aber, bitte nicht, damit es mir Spaß macht, sondern damit Sie ein wenig über Ihre Gesundheit nachdenken.«

Karlheinz Döberl ist überzeugt, dass er kerngesund ist. Er besucht ein paar Tage später das Labor und lässt alle heutzutage möglichen Werte messen.

Das Ergebnis der Untersuchung wird direkt an den Arzt geschickt. Karlheinz Döberl ruft ihn eine Woche später an: »Ich nehme an, die Laboruntersuchung lässt keine Fragen offen und bestätigt meine Vermutung, dass ich gesund bin. Darum rufe ich nur an, ich brauche ja ohnehin nicht vorbeizukommen.«

Ernst meint der Arzt: »Ich muss Sie sogar sehr dringend bitten, zu mir zu kommen. Sie haben ein gesundheitliches Problem. Und zwar ein sehr gravierendes. Aber lassen Sie uns persönlich darüber sprechen.«

Die Worte des Arztes beunruhigen den dicken, fröhlichen Mann. Er kann sich nicht vorstellen, welche gesundheitliche Störung bei ihm entdeckt worden sein soll. Noch am selben Tag betritt er das Wartezimmer von Dr. Heinrich. Als er dann an der Reihe ist, will er sofort wissen: »Was ist denn los mit mir?«

Dr. Jan Heinrich sagte es ihm sofort: »Sie haben erschreckend hohe Homocysteinwerte!« Karlheinz Döberl kontert etwas unwillig: »Was ist denn das: Homocystein?«

Der Mediziner erklärt es ihm: »Das ist eine ebenso gefährliche Substanz im menschlichen Körper wie das Cholesterin. Manche Wissenschaftler sind sogar der Meinung, dass das Homocystein noch gefährlicher ist.«

»Was kann man von zu hohen Homocysteinwerten bekommen?«, fragt Karlheinz Döberl. Die Antwort des Arztes klingt nicht gerade beruhigend: »Frühzeitige Arteriosklerose, Herzinfarkt, Schlaganfall oder eine andere Herz-Kreislauf-Erkrankung.«

Karlheinz Döberl schüttelt verständnislos den Kopf: »Seit Jahren hat keine Untersuchung bei mir zu hohe Homocysteinwerte festgestellt. Warum jetzt auf einmal?« Dr. Jan Heinrich klärt den Patienten auf: »Man hat erst in jüngster Zeit die Möglichkeit, durch moderne Messtechniken das Homocystein festzustellen. Man kennt diesen Risikofaktor erst seit kurzem.«

»Und wie bekommt man zu hohe Homocystein-Werte?«, fragt Karlheinz Döberl misstrauisch. Wie aus der Pistole geschossen, kommt es aus dem Mund des Arztes: »Wenn man zu viel Fleisch, zu viel Fett, zu viel Eiweiß, zu wenig Gemüse und zu wenig Obst isst. Sie sind ein klassisches Beispiel dafür.«

Karlheinz Döberl seufzt: »Jetzt werden Sie mir sicher Tabletten, Tabletten und wieder Tabletten verschreiben. Solche, die impotent machen, andere, die mir die Lebensfreude nehmen. Ich wollte nie ein Patient werden, der jeden Tag Berge von Pülverchen einnehmen muss.«

Dr. Heinrich bremst Karlheinz Döberl ein: »Sie tun so, als ob die Medizin die Menschen immer nur mit Tabletten vollstopfen möchte.

Das Faszinierende an den Bekämpfung des Homocysteins ist: Man braucht keine Medikamente. Sie müssen einige Wochen ganz bestimmte Vitamine einnehmen. Nämlich Folsäure, B6 und B12. Ja, und dann müssen Sie noch eine lebenswichtige

Substanz einnehmen, die man als Polizei gegen das Homocystein bezeichnen kann: Lecithin-Elixier aus der Apotheke – schmeckt gut und wirkt hervorragend.«

»Und damit kann ich meine zu hohen Homocystein-Werte wieder in den Griff kriegen? Und dann ist die Gefahr für einen Herzinfarkt gebannt?«, will Karlheinz Döberl wissen.

Der Arzt nickt: »Ja, so einfach geht das! Mit einer durch und durch natürlichen, nebenwirkungsfreien Therapie!« Er macht eine kurze Pause und fügt dann hinzu: »Das war die gute Nachricht.« »Und die schlechte Nachricht?«, fragt Karlheinz Döberl erschrocken.

Dr. Heinrich schmunzelt: »Sie müssen aufhören, fast täglich Schweinebraten und Kalbshaxen zu essen. Das ist zu gefährlich. Ändern Sie Ihre Ernährung. Ein guter Rat: Sündigen Sie nicht mehr dreimal täglich, sondern nur mehr dreimal die Woche. Essen Sie Ihre kalorienreichen Fettbomben nur mehr am Wochenende, wenn es unbedingt sein muss!«

Schweren Herzens meint der Patient: »Was tut man nicht alles, um länger leben zu dürfen. Einverstanden.«

Tags darauf beginnt er mit seiner Kur, nimmt Vitamine und Lecithin-Tonikum aus der Apotheke. Und er gibt seinem Arzt recht: Selten gibt es eine so einfache, natürliche und sympathische Behandlungsmethode zur Vorbeugung von Herzinfarkt und anderen Herz-Kreislauf-Erkrankungen. Zehn Wochen später wird auch er wissen: Die Behandlungsmethode ist nicht nur einfach, natürlich und sympathisch. Sie ist auch sehr erfolgreich.

Im Jahr 1995 machte der rätselhafte Tod des russischen Eiskunstlauf-Weltmeisters im Paarlaufen, Sergej Grinkov, Schlagzeilen. Beim Tanz mit seiner Partnerin und Ehefrau brach er am Eis bewusstlos zusammen. Die nachfolgenden Untersuchungen ergaben, dass kein Doping im Spiel war. Auch der plötzliche Tod des österreichischen WM-Fußballstars und Trainers des Olympia-Teams, Bruno Pezzey, ist vielen noch gut in Erinnerung. Schon Jahre vorher klagte der Spitzensportler über Herzbeschwerden, aber alle Blutwerte waren normal, auch das Cholesterin.

Allgemein wenig bekannt ist, dass nur 50 Prozent der Patienten mit Arteriosklerose und koronaren Herzerkrankungen von den klassischen Risikofaktoren hohes Cholesterin, Bluthochdruck, Rauchen oder Übergewicht betroffen sind. Die Ärzte standen in diesem Zusammenhang vorerst vor einem Rätsel.

Wenn es in den vergangenen 20 Jahren um das Verhindern von Herz-Kreislauf-Erkrankungen wie etwa Herzinfarkt und Schlaganfall ging, konzentrierte sich die Medizin vor allem auf die Cholesterinwerte. Allerdings: Die Erfahrung, dass jeder zweite Patient mit Herzinfarkt weder zu hohe Cholesterin-, noch zu hohe Blutdruckwerte hatte, verlangte nach neuen Erkenntnissen. Nach Studien an der Tufts sowie an der Harvard-Universität in Boston, USA, wurde dann dieser neue Risikofaktor gefunden: das Homocystein.

Es melden sich inzwischen immer mehr Wissenschaftler, die das Homocystein für gefährlicher als das Cholesterin halten. Prof. Dr. Klaus Pietrzik vom Bonner Institut für Ernährungswissenschaften stellt sogar die provokante Frage: »Haben wir gar mit dem Cholesterin den falschen Feind gejagt?«

Was ist nun dieses Homocystein genau?

Homocystein ist eine schwefelhaltige hochaggressive Aminosäure. Sie entsteht bei der Verarbeitung von Eiweiß im menschlichen Organismus aus der lebenswichtigen Aminosäure Methionin. Bei einem vollkommen gesunden Menschen mit optimaler Ernährung wird das Homocystein rasch als Nebenprodukt abgebaut und wieder zu Methionin umgewandelt. Dieser Vorgang funktioniert allerdings nur dann, wenn sich im Organismus ganz bestimmte Enzyme befinden, die wieder nur dann aktiv sind, wenn die Vitamine Folsäure, B6 und B12 und Lecithin in entsprechenden Mengen vorhanden sind.

Ist das nicht der Fall, dann wird das Homocystein nicht abgebaut. Der Homocysteinspiegel im Blut steigt an. Die Medizin spricht von einer Hyper-Homocysteinämie. Damit setzt ein verhängnisvoller, gefährlicher Vorgang ein: Das Homocystein wirkt als Zellgift. Es greift die Wände der Gefäße an, entzündet sie und macht sie rauh.

Und an diesen Stellen hat dann das schädliche LDL-Cholesterin die Möglichkeit, sich in Form von Plaques abzulagern und die Arteriosklerose einzuleiten. Damit wird klar: Das Cholesterin und das Homocystein sind gefährliche Partner, die den Menschen krank machen und früher altern lassen.

Die gute Nachricht dabei: Wenn man über die tägliche Ernährung den Organismus mit ausreichenden Mengen an Folsäure, Vitamin B6, B12 und Lecithin versorgt, wird das Homocystein schnell wieder abgebaut und kann die Gefäßschädigung nicht provozieren.
B-Vitamine und Lecithin schützen somit unsere Gefäße und halten sie jung.
Ein gesunder Mensch braucht als Schutz gegen das Homocystein täglich 150 Mikrogramm Folsäure, 1,8 Milligramm Vitamin B6, 2 bis 3 Mikrogramm B12 und mindestens 3 Gramm Lecithin.

Wenn man diese lebenswichtigen Schutzsubstanzen aus der täglichen Nahrung aufnehmen will, dann muss man wissen:

- Folsäure liefern dunkelgrünes Blattgemüse, Karotten, Hefe, Vollkornbrot, Eigelb, Avocado, Weizenkeime, Mango, die Fische Heilbutt, Hering, Kabeljau.
- Vitamin B6 tanken wir aus Kartoffeln, Nüssen, Bananen, jeder Art von Fisch, Roggen, Gerste, Weizen.

- Vitamin B12 findet man in Quark (Topfen), Sauerkraut, Eiern, Makrelen.
- Lecithin ist in Erbsen, Linsen, Weizenkeimen, Vollkornprodukten, Eiern, Raps, Leinsamen, Sonnenblumenkernen, vor allem aber in Sojabohnen enthalten.

Haben nun allerdings die Homocystein-Werte im Blut bereits eine gefährliche Höhe erreicht, dann wird der Arzt Folsäure, Vitamin B6 und B12 in Form von Präparaten und Lecithin in Form eines Tonikums aus der Apotheke verabreichen. Und zwar hochwertiges Lecithin, das aus der Sojabohne gewonnen wird. Bereits nach 4 Wochen zeigt sich der Erfolg.

Seit kurzer Zeit kann man in Deutschland, in der Schweiz und in Österreich den Homocysteinwert im Blut feststellen. Die Blutabnahme dafür kann jeder Hausarzt durchführen. Die Probe muss dann in ein Speziallabor geschickt werden, wo mit einem diagnostisch aufwendigen Verfahren die Werte des neu entdeckten Risikofaktors für Herz und Kreislauf gemessen werden können.

Interessant in diesem Zusammenhang: Bisher galt die Folsäure als vorrangig für die schwangere Frau wichtig zum Schutz gegen Fehl- und Frühgeburten und gegen Missbildungen beim Kind. Die Entdeckung des Homocysteins macht die Folsäure nun lebenswichtig für Frau und Mann – als Schutz für die Gefäße.

Und auch das Lecithin war für viele Menschen vorrangig eine Substanz zur Stärkung von schwachen Nerven und zur Verbesserung der Gedächtnisleistung und Konzentration. Jetzt weiß man, dass Lecithin helfen kann, schwere Krankheiten zu verhindern.

Gesundheitsökonomen in den USA haben berechnet: Bei entsprechender Ernährung und Versorgung mit Vitaminen und Lecithin könnte man mit der Überwachung des

Homocysteinspiegels zusätzlich zu den Erfolgen der Cholesterin-Aktionen in Amerika jährlich 50.000 und in Mitteleuropa 15.000 Herz-Kreislauf-Todesfälle verhindern. Prof. Dr. Jeffrey B. Blumberg von der Tufts Universität meint: »Das Homocystein wird in der Medizin das große Thema der nächsten 10 Jahre sein!«
Interessant ist auch, dass Studien einen Zusammenhang zwischen hohen Homocysteinwerten und einem verstärkten Krebsrisiko sehen. Aber auch zwischen hohen Homocysteinwerten und Epilepsie, Morbus Parkinson und Alzheimer werden Verbindungen vermerkt. Sicherheit können in diese Richtung aber erst weitere Studien bringen.

Wer sich gezielt mit der gesundheitsfördernden Wirkung von Lecithin befasst, wird nun wissen wollen: Durch welchen Mechanismus bekämpft dieses Elixier zu hohe oder erhöhte Homocysteinwerte?

Die Erklärung ist einfach: Homocystein muss rasch abgebaut werden, damit es an unseren Gefäßen keinen Schaden anrichtet. Dabei spielt Betain eine entscheidende Rolle. Es fördert den Abbau des Homocysteins. Betain entsteht als biochemisches Abbauprodukt des Lecithins, sobald dieses in den menschlichen Organismus gelangt. Aber nicht nur das Betain agiert gegen zu viel Homocystein. Auch das Cholin aus dem Lecithin hilft dabei kräftig mit. Somit liefert Lecithin doppelte Hilfe gegen die schädlichen Aktivitäten des Homocysteins.

Mit Lecithin ohne Angst zur Prüfung

Fahl steigt die Morgensonne am herbstlichen Horizont von München auf. Der Wecker reißt Nina Becker, 22, aus einem schlechten Schlaf. Als die Studentin aus dem Bett steigt, ist ihr übel. Wie so oft in den frühen Morgenstunden. Sie taumelt ins Badezimmer, duscht, kleidet sich an, greift nach ihrer Mappe und verlässt hastig das Haus. Als sie in die Trambahn steigt, muss sie sich setzen. Da ist wieder diese verdammte Übelkeit.

Nina ist nicht krank. Sie weiß genau, warum sie sich so fühlt. Sie hat entsetzliche Prüfungsangst. Dabei ist sie eine fleißige, ehrgeizige Studentin. Sie nimmt die Uni sehr ernst. Sie lernt viele Stunden am Tag – und zwar mit Begeisterung. Doch jedesmal, wenn sie eine Prüfung hat, fühlt sie sich zum Sterben elend.

Eine Stunde später hallen die Schritte Ninas auf dem langen Korridor im zweiten Stock des Universitätsgebäudes. Mit jedem Schritt, den sie dem Prüfungszimmer näher kommt, verschlechtert sich ihr Zustand.

Sie bekommt Kopfschmerzen. Schweiß rinnt auf ihrer Haut unter dem Kleid den Rücken hinab. Die Hände sind feucht. Die Kehle ist wie zugeschnürt. Nina zittert am ganzen Körper. Sie ärgert sich, denn sie weiß: Sie hat sich bestens auf diese Prüfung vorbereitet.

Minuten später wird sie aufgerufen. Sie tritt vor die Prüfungskommission. Sie sieht die Gesichter nur schemenhaft vor sich. Ihre Gedanken sind wie blockiert. Sie muss sich sehr anstrengen, um die Fragen zu verstehen, die ihr gestellt werden. Sie antwortet mit zitternder Stimme, unsicher, als ob sie zu wenig gelernt hätte.

Sie erlebt alles wie in Trance. Ihre Knie sind weich. Und dann hört sie die Stimme des Vorsitzenden: »Gerade noch. Sie sollten für das nächste Mal etwas intensiver studieren!«

Nina Becker verlässt den Saal. Als die Türe hinter ihr zufällt, bricht sie in Tränen aus. Ihr Körper zittert noch immer. Sie wirft sich einer Freundin, die auf sie gewartet hat, an den Hals und flüstert verzweifelt und verärgert zugleich: »Diese verdammte Prüfungsangst. Beinahe wäre ich durchgefallen!« »Hauptsache, du hast es geschafft!«, tröstet die Freundin.

Nina erwidert: »Aber es ist alles so ungerecht. Ich habe alles gewusst, alles gelernt. Doch die Angst hat mich nervlich kaputtgemacht. Sie hat mein Gehirn vollkommen gelähmt.« Kaum hat sie das gesagt, steht ihr Entschluss fest: »Das tue ich mir nie wieder an. Schluss. Aus. Ich trete zu keiner Prüfung mehr an.« Die Freundin wird blass im Gesicht: »Bist du verrückt? Du hast nur mehr 3 Prüfungen. Und dann hast du dein Studium geschafft. Das darfst du nicht tun.«

Nina Becker will dabei bleiben. Sie geht nicht mehr auf die Uni. Sie will diese schlimme Angst nicht mehr erleben. Während sie der nahe gelegenen Wohnung ihrer Großmutter zustreben, diskutieren die beiden Studentinnen darüber.

Und dann sind die beiden auch schon an der Wohnung angelangt. Nina kommt jeden Tag mittags zur Großmutter und isst bei ihr. Die Großmutter bittet auch die Freundin herein. Dann sitzen die drei am Mittagstisch.

Die Diskussion geht weiter. Ninas Freundin bittet die Großmutter um Hilfe: »Sagen Sie ihr, dass sie das Studium nicht aufgeben darf!«

Zum ersten Mal erzählt Nina ihrer Großmutter von ihrer Prüfungsangst, von der sie jedesmal gequält wird. Die Großmutter hört zu und meint dann: »Natürlich wirst du fertig studieren. Du kannst ja gegen deine Prüfungsangst etwas tun.«

Die beiden Mädchen sehen die ältere Dame erwartungsvoll an. Sie können sich beim besten Willen nicht vorstellen, dass die alte Dame einen praktischen Rat parat hat. Aber sie hat ihn:

»Prüfungsangst entsteht aus einer sehr intensiven Nervosität. Das bringt deine Gedanken durcheinander, schwächt deine Konzentration und dein Gedächtnis. Und dagegen gibt es eine Natursubstanz: Lecithin!«

Sie steht auf, geht hinaus in die Küche und kommt mit einer Flasche Lecithin zurück. Dazu schwärmt sie verklärt: »Mein geliebtes Lecithin. Es hat mir schon in so vielen schweren Stunden der Nervosität geholfen. Das musst du auch nehmen. Nur 3-mal täglich einen Esslöffel davon. Naturlecithin gibt's in jeder Apotheke.« Sie trägt die Flasche wieder hinaus.

Nina stößt ihre Freundin in die Seite: »Das nehme ich nie und nimmer. Ich schlucke doch nicht den Nerventrank meiner Großmutter. Ich bin ein junger Mensch. Ich kenne diese Flasche. Die stand ja schon da, als ich noch ein Kind war.«

Großmutter kommt aus der Küche zurück. Sie hat die Worte ihrer Enkelin gehört und meint: »Das ist Unsinn, was du sagst. Lecithin mag vielleicht schon lange auf dem Markt sein. Doch es ist eine moderne Substanz, zu der es heute zahllose seriöse wissenschaftliche Untersuchungen gibt. Mein Arzt schwört darauf. Willst du dein Studium aufgeben, nur weil du meinen Rat nicht befolgen willst?«

Dieses Argument lässt Nina gelten. Sie kauft sich Lecithin. Nicht in der Flasche, sondern in Form von Dragees. Das ist ihr sympathischer. Sie bereut es nicht.

Als Nina Becker Wochen später wieder zu einer entscheidenden Prüfung antritt, da zittert sie nicht, hat keine Schweißausbrüche und sieht dem Geschehen locker und konzentriert entgegen. Sie meistert die Prüfung hervorragend. Seit diesem Tag weiß sie Lecithin und seine Wirkung ganz besonders zu schätzen.

Millionen Menschen leiden unter Prüfungsangst – Kinder, Jugendliche und Erwachsene. Wobei die Erfahrung zeigt, dass

Erwachsene ganz besonders darunter leiden. Die Erklärung: Sie müssen nicht so oft eine Prüfung ablegen und haben viel dabei zu verlieren: Ansehen der Kollegen, Achtung der Vorgesetzten usw.

Es braucht keine langen Erklärungen, warum das Lebenselixier Lecithin, das so viele wichtige Vorgänge im Organismus steuert, eine ideale Substanz zur Bewältigung der Prüfungsangst und auch anderer kleiner Ängste ist. Zu diesen Ängsten zählen zum Beispiel: die Unsicherheit, sich inmitten vieler Menschen aufzuhalten, vor einer Gruppe von Menschen sprechen zu müssen, ein notwendiger Behördenweg und vieles andere mehr.

Lecithin setzt im Kampf gegen die Prüfungsangst und andere Ängste genau dort an, wo es notwendig ist:

- Lecithin stärkt die Nerven. Prüfungsangst im Speziellen hängt unter anderem auch von der Kondition der Nerven ab. Sowohl das zentrale Nervensystem als auch das vegetative Nervensystem sind in ihrer Funktion geschwächt.
- Die Prüfungsangst blockiert das Denken und schwächt das Gedächtnis, vor allem das Kurzzeitgedächtnis. Genau dafür ist Lecithin die geeignete Substanz. Wer sich auf sein Erinnerungsvermögen verlassen kann, geht viel sicherer zu einer Prüfung.
- Wer fühlt sich schon vor einer Prüfung wohl? Lecithin verbessert das Wohlbefinden.
- Am Institut für Sportmedizin und Stoffwechsel in Hemsbach hat man herausgefunden: Wer durch Stressbelastung geistige und körperliche Erschöpfung zeigt, bekommt durch Lecithin wieder neuen Schwung. Eine Prüfung stellt einen enormen Stress dar.
- Wer beim Lernen für eine Prüfung zu viele Zigaretten geraucht hat, sollte die schädigende Wirkung des Nikotins

noch vor der Prüfung reduzieren. Lecithin vermag die negativen Wirkungen des Rauchens auf die Gefäße abzuschwächen und abzublocken.

- Der Kreislauf ist im Vorfeld einer Prüfung und während einer Prüfung bei vielen Menschen geschwächt. Lecithin gibt hier entsprechend Kraft.
- Wer sehr emsig gelernt hat, hat oft während der Prüfung durch die Angst einen Leistungsabfall. Das kann dazu führen, dass man trotz bester Vorbereitung die Prüfung nicht oder gerade noch schafft. Lecithin kann diesen Leistungsabfall abfangen.

Eine gesunde Leber – dank Lecithin

Auf der Autobahn Berlin – Hamburg herrscht das absolute Chaos. Ein trüber, nebeliger Dezembertag liegt über der Landschaft. Der erste Schnee der Saison ist gefallen. Es gibt ununterbrochen Auffahrunfälle und Seitenkarambolagen.

Sebastian Winkelmann, 37, Kaufmann, ist mit seinem Wagen unterwegs. Er fährt vorsichtig. Doch er hat die Unachtsamkeit der anderen nicht einkalkuliert. Er ist in Richtung Hamburg unterwegs, als plötzlich vor ihm ein anderer Autofahrer ausschert und dann ganz plötzlich doch wieder in die Reihe zurückwill. Sebastian Winkelmann kann nicht rechtzeitig bremsen.

Er fährt auf den anderen auf. Im Grunde genommen ein harmloser Unfall. Doch die Folgen sind böse. Sebastian Winkelmanns Wagen wird zurückgeschleudert und überschlägt sich. Der Fahrer kann zwar mühsam aus dem kaputten Auto herauskriechen. Kaum steht er auf den Beinen, bricht er jedoch zusammen.

Ein klarer Fall für die Rettungsmannschaft, die nach wenigen Minuten eintrifft: Sebastian Winkelmann wird in die nächste Klinik gebracht. Er wird gründlich untersucht. Er hat Glück gehabt. Es ist ihm nicht viel passiert, nur ein paar Abschürfungen und ein kleiner Schock.

Dennoch bringt dieser Klinikaufenthalt für Sebastian Winkelmann eine unangenehme Überraschung. Wie bei jedem, der nach einem Unfall eingeliefert wird, müssen auch an ihm alle notwendigen Labortests durchgeführt werden. Der Arzt tritt mit den Berichten an sein Bett.

»Ist etwas nicht in Ordnung?«, fragt Sebastian Winkelmann den Mediziner, weil er die ernste Miene nicht recht deuten kann. Der Doktor teilt ihm mit: »Ihr Leberwerte sehen ganz und gar nicht gut aus!« Sebastian Winkelmann ist außer sich: »Das muss ein Irrtum sein! Unmöglich! Ich habe in meinem Leben noch nie einen Tropfen Alkohol getrunken. Meine Leber muss gesund sein.«

Der Arzt klärt ihn auf: »Nicht jeder, der schlechte Leberwerte hat, muss auch Alkohol trinken. Es gibt noch so viele andere Gefahren für die Leber. Wir dürfen nicht vergessen: Es handelt sich dabei um die Entgiftungszentrale in unserem Körper. Alle Gifte und Schadstoffe, die wir aus der Luft und aus der Nahrung aufnehmen, müssen von der Leber verarbeitet, neutralisiert und wieder ausgeschieden werden. Auch Medikamente, die man auf Grund einer Krankheit einnehmen muss, belasten die Leber gehörig.«

Fassungslos fragt Sebastian Winkelmann: »Das heißt: Man kann eine Leberschädigung haben, auch wenn man keinen Alkohol trinkt?« Der Arzt nickt: »Auch eine vorausgegangene Hepatitis – also eine Leberentzündung – kann zu einer Leberschädigung führen. Ebenso eine Ernährung, die dem Körper zu wenig Vitamine, Mineralstoffe und Spurenelemente liefert. Es ist zum Beispiel für die Leber ganz schlecht, wenn jemand immer nur Weißbrot, viel Zucker und fette Speisen isst. Dadurch wird die Leber in ihrer Funktion nach und nach geschwächt.«

Sebastian Winkelmann erinnert sich plötzlich: »Ein lieber Freund hatte auch einmal Probleme mit der Leber. Der musste eine Zeit lang Artischockensaft einnehmen. Kann mir das auch helfen?« Der Arzt gibt zu: »Das ist eine wunderbare Maßnahme, um der Leber bei ihrer Entgiftungsarbeit zu helfen. Aber in Ihrem Fall ist auch wichtig, dass die Leber von ihrer ganzen Struktur her gestärkt wird, damit im Laufe der Zeit keine Fettleber entsteht. Davor muss die Leber geschützt werden.«

»Und womit kann man die Leber stärken und schützen?« Der Arzt erklärt es: »Mit der Substanz, die der wichtigste Bestandteil jeder Leberzelle ist – mit Lecithin. Es ist eine so einfache, natürliche Therapie mit so erstaunlicher Wirkung. Mit regelmäßigen Gaben von Naturlecithin kann man sehr viel für die Leber tun!

Kein Wissenschaftler zweifelt heute mehr an der zentralen Bedeutung des Lecithins für die Funktion der Leber. Schon in den frühen Sechziger-Jahren hat man Lecithin zur Therapie von Lebererkrankungen eingesetzt. 1962 berichtete Prof. Dr. Kautsch zum ersten Mal über den erfolgreichen Einsatz von Lecithin bei Leberstörungen. Prof. Dr. Petzold und Dr. Rosam brachten im Jahr 1963 an der Medizinischen Universitätsklinik Leipzig bei einigen Patienten Zell- und Gewebsstörungen an der Leber zum Verschwinden. Und sie konnten bei anderen Patienten derartige Störungen rechtzeitig verhindern. Prof. Dr. Hölzl schrieb im Jahr 1972: »Für die Behandlung der Fettleber kann Lecithin sinnvoll eingesetzt werden, da es Cholin enthält, das sich beim Abbau von überschüssigem Fett aus der Leber als günstig erwiesen hat.«

Ein Jahr später berichteten die Ärzte Dr. Wallnöfer und Dr. Hanusch, dass sie bereits bei einer Behandlungsdauer von nur

3 Wochen mit Lecithin bei 50 Prozent der Patienten die Leberverfettung in den Griff bekommen konnten. 1976 erzielte Dr. Stoll nach einer 12 Wochen dauernden Behandlung eine nahezu hundertprozentige Besserung.

Danach konnten Ärzte beweisen: Wenn die Leber bei einer Tumortherapie der radioaktiven Strahlung ausgesetzt werden muss, kann Lecithin ganz deutlich als Schutzfaktor wirken. An der II. Medizinischen Klinik der Universität München konnte an 250 Patienten eine deutliche Verbesserung der Leberfunktion durch Lecithingaben festgestellt werden.

Das sind nur einige Beispiele von wichtigen medizinischen Arbeiten und Beobachtungen zum Thema »Lecithin und Leberschutz«. Viele erfolgreiche Therapieberichte findet man in den Tagungsberichten der Soja-Lecithin-Symposien 1980 in Rom, 1982 in Brighton und 1984 in Wien.

Nun wird sich mancher fragen: Wie funktioniert dieser Leberschutz des Lecithins? Und warum ist es so ein wertvoller Leberschutzstoff?

Wir wissen inzwischen: Ein Teil des Lecithins, das wir aufnehmen, wird in verschiedene wertvolle Bestandteile gespalten. Auf diese Weise tanken wir Lecithin als solches, weiters aber auch aus dem Lecithin Cholin, Linolsäure und Phosphat. Diese Substanzen gehen in den Kreislauf über und erfüllen nunmehr ihre verschiedenen Aufgaben.

Für die Gesundheit der Leber ist vor allem das Cholin aus dem Lecithin wichtig. Es ist nicht allein als Steuerungssubstanz für unsere Gedächtnisleistung unentbehrlich. Es spielt auch eine wesentliche Rolle im Fettstoffwechsel der Leber. Cholin ist in der Lage, überschüssiges Fett aus der Leber abzubauen oder zumindest dabei mitzuwirken.

Es konnte in zahllosen Experimenten nachgewiesen werden: Lecithin-Gaben können die Entstehung einer Fettleber verhindern. Das ist im Grunde genommen nicht überraschend. Die Rolle des Lecithins für die Gesundheit der Leber wird klar, wenn man sich bewusst wird: Quantitativ ist das Lecithin der wichtigste Bestandteil der Leberzelle.

Lecithin kann Gallensteine verhindern

Veronika Dinkelmann, 52, und ihr Mann Theo, 54, sitzen in ihrer Wohnung in Frankfurt am Main beim Mittagstisch.

Die Dinkelmanns sind etwas mollig und essen für ihr Leben gern. Und sie essen gern schwere, fette Hausmannskost. Diesmal gibt es Schweinebraten mit Saft.

Prüfend schaut Veronika Dinkelmann auf den Teller ihres Mannes: »Was ist mit dem Fettrand? Isst du den heute nicht auf?« Theo Dinkelmann macht mit beiden Händen eine abwehrende Bewegung: »Nein, heute kann ich nicht, so leid es mir tut. Ich hab' einfach bereits zu viel gegessen. Das war mein drittes Stück.« Er schiebt den Teller von sich. Veronika zieht ihn zu sich heran und angelt sich das Stück Fettrand auf ihren Teller. Dabei schwärmt sie genießerisch: »Ich muss es einfach noch essen. Es schmeckt mir so gut.«

Während sie isst, möchte Theo Dinkelmann sie warnen. Doch er kommt nicht dazu. Was er befürchtet hat, tritt bereits ein. Seine Frau stöhnt: »Ich hab' plötzlich so ein unangenehmes Völlegefühl im Bauch!« Theo nickt: »Ich habe es geahnt. Deine Galle meldet sich wieder. Du isst in letzter Zeit wieder viel zu fett.«

Nach einer Stunde hat Veronika Dinkelmann kolikartige Bauchkrämpfe. Danach muss sie hinauslaufen. Sie hat Durchfall. Aber auch dann geht es ihr nicht besser. Sie verspürt einen starken Druck unter dem rechten Rippenbogen, Schmerzen im Rücken bis unter das rechte Schulterblatt. Und außerdem sind da noch die lästigen, schmerzhaften Verspannungen in der rechten Schulter.

»Wir müssen sofort den Arzt verständigen!«, entscheidet der Ehemann, sucht die Telefonnummer aus seinem Notizbuch und ruft ihn an. Der Arzt verspricht, innerhalb der nächsten zwei Stunden da zu sein.

Veronika hat diese Gallenkrämpfe nicht zum ersten Mal. Gallenprobleme hat es in ihrer Familie schon immer gegeben. Daher muss sie besonders vorsichtig sein. Sie weiß, was sie zu tun hat, ehe der Arzt eintrifft.
Sie legt sich vorerst einen heißen Wickel auf. Dazu taucht sie ein Tuch ins Wasser, wringt es leicht aus und legt es auf den rechten Rippenbogen und über den Oberbauch. Darüber wickelt sie ein Badetuch. Dann legt sie sich ins Bett und bemüht sich, ruhig und flach zu atmen.

Der Hausarzt ist pünktlich zur Stelle. Er untersucht die Patientin und lobt sie: »Der heiße Wickel war eine sehr gute Maßnahme!« Dann aber redet er der Frau gehörig ins Gewissen: »Essen Sie um alles in der Welt keine fetten Speisen mehr. Trinken Sie abends auch keinen Wein mehr. Und stellen Sie Ihren Kaffeekonsum für einige Zeit ganz ein!«

Veronika Dinkelmann nickt: »Sie haben ja so recht, Herr Doktor. Ich muss beim Essen wieder mehr Disziplin zeigen. Noch dazu, wo ich weiß, dass meine Eltern und Großeltern bereits Probleme mit der Galle hatten. Sie waren besonders arm dran und hatten Gallensteine. Meine Eltern mussten sogar operiert werden.«

Ehe der Arzt etwas sagen kann, erkundigt sie sich: »Wie groß ist bei mir die Gefahr, dass ich Gallensteine bekomme?«

»Sehr groß!«, antwortete der Hausarzt und erklärt ihr: »Wenn Ihr Gallenblasenausgang mit Verkrampfungen reagiert, so wie das heute wieder der Fall war, so wird damit der Gallenfluss erschwert. Dadurch kann es leicht zum Stau der Gallenflüssigkeit kommen. Daraus bildet sich schließlich Gallengrieß oder Gallensteine. Beides kann sehr schmerzhaft sein. Die Steine behindern den Gallenabfluss und können schwere Gallenkoliken auslösen. Wenn der Abfluss ständig behindert wird, bekommt der Patient gelbe Haut und gelbe Augen. Dann muss eine Behandlung in der Klinik eingeleitet werden.«

Sorgenvoll erkundigt sich Veronika Dinkelmann: »Was kann ich nun tun, damit ich der Bildung von Gallensteinen vorbeugen kann? Die jüngste Untersuchung hat ja ergeben, dass ich gottlob keinen habe!« Der Arzt antwortet: »Was ich schon vorher gesagt habe: Sie müssen Ihre Essgewohnheiten umstellen, und zwar radikal. Sie müssen mehr Bewegung machen. Und Sie brauchen Lecithin.«

Überrascht schauen die Dinkelmanns auf den Arzt. Sie kennen Lecithin zum Stärken der Nerven und sprechen den Doktor auch darauf an. Er lächelt: »Dieses Lecithin ist einfach großartig. Es kann so vieles. Erst in den letzten Jahren hat die Medizin viele neue Wirkungen dieses Elixiers entdeckt.«

Vorsichtig fragt Veronika Dinkelmann: »Und Sie meinen, wenn ich mich an Ihre Ratschläge halte, mein Leben ändere und regelmäßig Lecithin nehme, dann kann ich tatsächlich die Gefahr für eine Gallensteinbildung reduzieren?«

Der Arzt nickt. Er weiß, wovon er spricht. Er hat die Wirkung von Naturlecithin bereits bei zahllosen Patienten beobachten können.

Zwischen den Gallensäuren und dem Cholesterin herrscht im Organismus eines gesunden Menschen ein lebenswichtiges Gleichgewicht. Dieses Gleichgewicht kann sehr leicht gestört werden.

Dazu muss man wissen: Die Vorgänge im Bereich der Galle sind eng mit der Tätigkeit der Leber verbunden. Freies Cholesterin, das in der Leber entsteht, wird an die Galle weitergeleitet. Hier lagert es sich vorerst ab und bildet gemeinsam mit Lecithin, das es dazu braucht, und mit Gallensäuren sogenannte Micellen.

Ist das Gleichgewicht zwischen Gallensäuren und Cholesterin gestört und zu wenig Lecithin vorhanden, dann entstehen aus dem Cholesterin Gallensteine. Sie bilden sich in der Gallenblase.

Lecithin hat eine sehr wichtige Aufgabe in der Galle: Es sorgt nämlich als Emulgator für die Löslichkeit des Cholesterins in der Gallenflüssigkeit. Lecithin verhindert damit einen Ausfall von überschüssigem Cholesterin und die Bildung von Cholesterinsteinen in der Gallenblase.

Diese wissenschaftlichen Erkenntnisse wurden durch zahlreiche Berichte von erfolgreichen therapeutischen Anwendungen bestätigt:

- Nach ersten Beobachtungen von Prof. Dr. Webster in Cleveland im Jahr 1966 hat Prof. Dr. Small an der Universität Boston, USA, im Jahr 1970 bewiesen, dass Lecithin in erheblichem Maße nicht nur die Bildung von Gallensteinen verhindern kann, sondern dass es auch in der Lage ist, bereits vorhandene Gallensteine aufzulösen.
- 1976 versorgte der amerikanische Arzt Dr. Tuzhilin Gallenstein-Patienten 18 Monate mit Lecithin. Die gestörte Zusammensetzung der Gallenflüssigkeit wurde wieder vollkommen normalisiert. Die Gallensteine bildeten sich zurück. Im Normalfall stellt die Leber körpereigenes Lecithin für die Kontrolle des Cholesterins und der Gallenflüssigkeit zur Verfügung. Wenn zu wenig Lecithin vorhanden ist, muss es zugeführt werden.
- 1975 konnten Prof. Dr. Toouli, Dr. Jablonski und Prof. Dr. Watts in England bei einer Reihe von Patienten durch regelmäßige Versorgung mit Lecithin über 6 Monate

Gallensteine auflösen. Bei zwei Patienten hatten die Steine eine enorme Größe. Dennoch hatte die Therapie Erfolg. Der Durchmesser der Steine wurde erheblich reduziert.

Speziell am Einfluss des Lecithins auf die Gesundheit der Galle kann man erkennen, was sich wie ein roter Faden durch dieses Buch zieht: Lecithin gehört zu den besonderen Wundern im menschlichen Organismus.

Besser einschlafen mit Lecithin

In der Wohnung des Ehepaares Rubin in Bielefeld klingt allmählich ein arbeitsreicher Wochentag aus.

Die Spätnachrichten im Fernsehen sind zu Ende.

Waltraud Rubin, 49, dreht das TV-Gerät ab und sagt zu ihrem Mann Patrick, 51: »Diese furchtbaren Meldungen aus aller Welt, mit denen wir da jeden Tag konfrontiert werden, machen mich fertig. Ich bin danach immer besonders nervös und gereizt.«

Patrick Rubin nickt: »Da bin ich ganz deiner Meinung. Man sollte sich vor dem Zubettgehen Nachrichten oder einen Krimi gar nicht mehr ansehen. Nur mehr Heiteres und Amüsantes.«

Die beiden gehen zu Bett. Jeder liest noch ein wenig in einem Buch.
Dann löscht der Mann die Nachttischlampen aus. Waltraud Rubin weiß, was jetzt passiert.
Denn es passiert jeden Abend: Ihr Mann schläft binnen weniger Minuten wie ein Murmeltier. Sie aber liegt stundenlang wach. Tausende Gedanken gehen ihr durch den Kopf.

Alle Sorgen und Probleme, die es zu Hause gibt und die sie am Arbeitsplatz als Lagerverwalterin hat, türmen sich vor ihr auf, werden zu riesigen, drohenden Gebilden.

Waltraud Rubin spürt, wie sie von Minute zu Minute nervöser wird, in Panik gerät, weil sie nicht einschlafen kann. Es dauert oft bis 2 Uhr morgens, bis sie endlich den wohlverdienten Schlaf findet.

Ihr Mann hat ihr schon oft geraten, eine Schlaftablette zu nehmen. Das lehnt Waltraud Rubin ab. Sie fühlt sich nach einer Nacht mit Schlaftablette besonders gerädert, hat oft den ganzen Tag danach Kopfschmerzen.

Sonst hat sie schon vieles ausprobiert: ein Glas Rotwein, eine Tasse Baldriantee, eine Tasse Melissentee, Lavendelöl aufs Kopfkissen geträufelt. Alles ohne Erfolg.

Diesmal liegt sie bis 4 Uhr morgens wach. Sie zittert bereits am ganzen Körper. Endlich schläft sie aus Erschöpfung ein.

Am nächsten Tag telefoniert sie mit ihrer Mutter, 72. Sie erzählt ihr voller Kummer von ihren Einschlafproblemen und dass sie sich schon tagsüber vor dem Zubettgehen fürchtet.

Ihre Mutter meint: »Seit mir mein Arzt wegen meiner Vergesslichkeit zum Lecithin-Elixier geraten hat, kann ich auch viel leichter einschlafen. Versuch doch auch einmal eine Lecithin-Kur!«
Waltraud Rubin probiert Naturlecithin aus. Und nach einigen Tagen spürt sie die erlösende Wirkung: Sie kann wieder einschlafen.

Jeder dritte Erwachsene leidet an Schlafstörungen. Viele, die über lange Zeit morgens wie gerädert und unausgeschlafen erwachen, leiden sehr oft unter unangenehmen Folgen wie Depressionen, Hormonstörungen, Agressivität, Herzrhythmusstörungen, Leistungsabfall, Nervosität. Viele Menschen greifen in ihrer Verzweiflung – ohne den Arzt zu fragen – zu starken Medikamenten und geraten damit in einen Teufelskreis: Die Tabletten werden immer stärker, die Nebenwirkungen immer gefährlicher.

Setzen Sie die natürlichen Kräfte ein, die uns zur Verfügung stehen. Nur wenn Sie mit Naturkräften den Schlaf fördern, sind Sie morgens ausgeruht und wieder fit.
Das sind die klassischen Möglichkeiten, die Sie nützen sollten:

- Die bitteren Harze, Geruchs- und Farbstoffe der Tannennadeln geben unglaubliche Schlafharmonie. 1 Teelöffel gut gereinigte Tannennadeln aus dem Garten, aus dem Wald oder aus dem Blumenladen mit 1 Tasse kochendem Wasser überbrühen, 1 bis 2 Minuten zugedeckt ziehen lassen, durchseihen, mit etwas Honig gesüßt in langsamen Schlucken vor dem Zubettgehen trinken. Eventuell die Tannennadeln etwas zerhacken. Das Rezept stammt aus dem 17. Jahrhundert von Waldarbeitern. Es wurde von dem Arzt Dr. Winfried Wagner aus Mariazell medizinisch bestätigt.

- Der russische Forscher und Arzt Dr. Gurwitsch hat herausgefunden, dass die Säfte der Zwiebel im Körper besonders beruhigend wirken und die erste Schlaf-Phase aktivieren. 1 Tasse Milch in einem Topf auf der Herdplatte zum Ziehen bringen. Die Milch darf nicht kochen! 1 große Zwiebel schälen, halbieren und mit den Schnittflächen nach unten in die Milch legen, damit die ätherischen Öle aus der Zwiebel in die Milch laufen können. 10 bis 15 Minuten zugedeckt ziehen lassen. Dann die Zwiebelstücke herausnehmen, die Zwiebelmilch in eine Tasse gießen, mit etwas Honig süßen und vor dem Zubettgehen trinken. Das Rezept stammt aus dem 19. Jahrhundert aus bäuerlichen Kreisen.

- Zusätzliche natürliche Maßnahmen für einen guten, tiefen Schlaf: Mit bloßen Füßen vor dem Zubettgehen in der Wohnung umherlaufen, danach die Fußsohlen massieren. Ein mit Kräutern gefülltes Kissen verwenden.

- Beachten Sie aber auch einige wichtige Lebensregeln, die für einen gesunden Schlaf eingehalten werden müssen: Abends nicht zu viel essen. Das Schlafzimmer lüften.

- Vor dem Zubettgehen 2 Stunden keine Zigarette rauchen. Eine gute Matratze kaufen. Vor Mitternacht zu Bett gehen. Vor dem Zubettgehen Streit vermeiden. Zwischen dem Fernsehen und dem Zubettgehen sollte eine Stunde liegen. Verwenden Sie ein niedriges Kissen oder eine Nackenrolle. Tragen Sie Schlafkleidung aus Naturtextilien.

Das alles sind Ratschläge und Rezepte gegen Durchschlafstörungen. Wenden wir uns aber nun im Speziellen den Einschlafproblemen zu.

Es ist niemals behauptet worden, Lecithin wäre ein Schlafmittel. Es ist aber eine wertvolle Substanz, wenn es gilt, optimale Bedingungen für ein harmonisches Einschlafen zu schaffen. Und speziell an diesem Problem leiden Nacht für Nacht Millionen Menschen. Schauen wir uns doch um: Welche Faktoren stören uns denn abends beim Einschlafen?

Die Liste ist lang: Ärger am Arbeitsplatz, Konflikte in der Partnerschaft, Sorge um den Beruf, um die Wohnung, Intrigen, Mobbing, Kränkungen, Ängste, permanenter Stress, das Wetter, Nikotin, Lärmeinfluss, Leistungsdruck, Einsamkeit, mangelnde Anerkennung.

Oft kann man nicht einschlafen, weil man sich Dinge in Erinnerung rufen will, die man vergessen hat. Aber auch Erschöpfung ist eine Ursache für Einschlafschwierigkeiten.

Was steckt hinter all diesen Problemauslösern? Was raubt uns denn meistens den Schlaf, sodass wir uns im Bett hin und her wälzen und keine Ruhe finden? Es sind in so vielen Fällen schwache Nerven, Übermüdung, Stressfolgen. Da überall kann Lecithin eingreifen. Es ist ein wirksames Mittel zur Stärkung der Nerven. Es bekämpft Übermüdung und die damit verbundene Überreiztheit. Es ist ein bewährtes Anti-Stress-Mittel.

Das erklärt den Erfolg, warum Menschen, die sich zu einer regelmäßigen Einnahme von Lecithin entschieden haben, ruhig und ungestört einschlafen und daher am nächsten Morgen bestens erholt und den Anforderungen des neuen Tages gewachsen sind. Auf diese Weise kann Lecithin vor den gefährlichen Folgen von Einschlafstörungen schützen.

In den USA haben in Schlaflabors Messungen von Hirnstromwellen ergeben:

- Die regelmäßige Einnahme von Lecithin schafft eine angenehme Harmonie für das Übergangsstadium vom Wachen zum Schlafen, also für die Einschlaf-Phase.
- Der darauf folgende leichte Schlaf wird besser gegenüber der Außenwelt abgeschirmt.
- Der lebenswichtige Eintritt in den mitteltiefen Schlaf und danach in das Tiefschlafstadium ist damit gesichert.

Ein amerikanischer Schlafforscher der Harvard-Universität hat einmal geschrieben: »Lecithin ist kein Schlafmittel. Aber es ist das beste Ticket für den Antritt der täglichen Reise durch die Nacht!«

IV.

Gedächtnis-Training mit Lecithin

Die vielfältigen Anwendungsmöglichkeiten des Lecithins sind erstaunlich. Dennoch ist es für viele Menschen in erster Linie das Elixier schlechthin für geistige Fitness, für Konzentration, für ein bestfunktionierendes Gedächtnis.

Dafür muss man allerdings mehr tun, als Lecithin einzunehmen. Man sollte parallel dazu »Gehirn-Jogging« betreiben, wie es amerikanische Wissenschaftler bezeichnen.

Aus diesem Grund hat eine deutsche Forschungsgruppe mit dem bekannten Diplom-Psychologen Reinhard Holunder ein Gedächtnis-Fitness-Programm ausgearbeitet. Hier ein paar Beispiele aus dem umfangreichen Programm:

Überprüfen Sie Ihre geistige Leistungsfähigkeit

- Bereiten Sie zwei Blatt Papier vor. Auf ein Blatt schreiben Sie eine Liste mit Lebensmitteln, die Sie einkaufen wollen. Lesen Sie die Liste einmal aufmerksam durch, drehen Sie das Blatt Papier um und versuchen Sie nun, auf dem leeren Blatt Papier alle Produkte – am besten in derselben Reihenfolge – wieder aufzuschreiben. Ob Sie alle schaffen?
- Schreiben Sie auf ein Blatt Papier in folgender Reihenfolge die Zahlen 1, 7, 9, 8, 7, 2, 1, 6, 4. Lesen Sie die Zahlen 30 Sekunden lang durch. Dann drehen Sie das Papier um und

schreiben auf ein leeres Blatt die Zahlen, an die Sie sich noch erinnern können. Ob Sie sich an alle erinnern? Und vielleicht sogar in der gleichen Reihenfolge?

- Versuchen Sie, den gestrigen Tag in Ihrer Erinnerung in allen Einzelheiten wiederzugeben: Wann sind Sie aufgestanden? Wann haben Sie gefrühstückt? Wie haben die Menschen, die Ihnen auf der Straße, im Bus, in der U-Bahn begegnet sind, ausgesehen? Was war Ihr schönstes und Ihr negativstes Erlebnis im Laufe dieses Tages?

Testen Sie Ihr Erinnerungsvermögen

- Überprüfen Sie doch einmal, wie viele Wörter Sie spontan aus Ihrem Gedächtnis abrufen können. Spielen Sie ein Wort-Memory! Stellen Sie Ihren Wecker so, dass er in 2 Minuten läutet. Und schreiben Sie in dieser Zeit so viele Wörter auf ein Blatt Papier, wie Ihr Gedächtnis in 2 Minuten hergibt.
- Oder schreiben Sie eine Minute lang möglichst viele Worte auf, die mit dem Buchstaben A beginnen. Trainieren Sie, indem Sie jeden Tag einen anderen Buchstaben nehmen. Wenn Sie die Übung wiederholen, dann bemühen Sie sich, möglichst neue, andere Wörter aufzuschreiben.
- Täglich begegnen wir Menschen, die wir kennen. Können Sie diese Personen aber auch genau beschreiben? Erinnern Sie sich an Ihre Namen? Schreiben Sie auf ein Blatt Papier ganz oben nebeneinander die Namen von vier Menschen, mit denen Sie oft zu tun haben. Und nun schreiben Sie unter den jeweiligen Namen die gewünschten markanten Merkmale. Ein Beispiel: Unter Ihren Bekannten mit Namen Müller schreiben Sie seine Haarfarbe, seine Art, sich zu kleiden, seinen Beruf, seine Automarke. Ob Sie sich an das alles erinnern?

- Für ein gutes Gedächtnis ist die beste Voraussetzung die richtige Entspannung. Die erreicht man mit einer gezielten Atemübung. Setzen Sie sich aufrecht hin. Konzentrieren Sie sich auf den Unterbauch unterhalb des Bauchnabels. Schließen Sie die Augen und lassen Sie den Atem aus Mund und Nase strömen. Legen Sie in dieses Ausatmen alle Ihre Sinne. Genießen Sie die totale Entspannung beim Ausatmen. Ganz bewusst. Geben Sie alle verbrauchten Energien ab. Legen Sie damit alle Ihre Belastungen ab. Jetzt müssen Sie einatmen. Stellen Sie sich dabei vor, Sie nehmen alle positiven Energien, die Ihren Körper umgeben, auf und aktivieren damit Ihre körpereigenen Energien. Wenn Sie diese Übung jeweils 20 Atemzüge lang 3-mal pro Tag durchführen, dann merken Sie bereits nach einer Woche, dass der Alltagsstress Sie nicht mehr so sehr belastet und dass dadurch Ihr Gedächtnis nicht blockiert wird und leichter abrufbereit ist.

18 Regeln für geistige Fitness

1. Versuchen Sie, mindestens einmal im Monat Rückschau zu halten und wichtige Ereignisse anhand von besonderen Merkmalen dem Gedächtnis einzuprägen. Sie machen sich Erlebnisse und Ereignisse bewusster, wenn Sie diese mit Tages- und Wochenzeitungen in Verbindung bringen, in denen Sie darüber gelesen haben.

2. Wenn Sie einem neuen Gesprächspartner begegnen, fragen Sie sofort nach seinem Namen. Fragen Sie nach, wenn Sie ihn nicht richtig verstanden haben. Wiederholen Sie möglichst sofort den Namen im Laufe des Gesprächs. Sprechen Sie Ihr Gegenüber damit an. Prägen Sie sich markante Merkmale dieses Menschen ein.

3. Stellen Sie sich am Abend einen genauen Terminplan für den nächsten Tag zusammen. Prägen Sie sich die Termine genau ein.
4. Aktives Lesen und Zuhören ist die beste Voraussetzung für ein gut funktionierendes Gedächtnis. Analysieren Sie sofort nach einem Gespräch, nach dem Lesen einer Zeitung oder nach dem Zuschauen bei TV-Nachrichten: Was war nun das Wichtigste, was ich als Information behalten soll? Was kann ich für mich persönlich am besten gebrauchen?
5. Überfordern Sie sich nicht in Ihrer Lesegeschwindigkeit. Dies geht zu Lasten der Genauigkeit. Testen Sie Ihre individuelle Lesegeschwindigkeit, indem Sie einen ausreichend langen Text mit abgezählten Wörtern 5 Minuten lang zügig durchlesen. So erhalten Sie Ihre persönliche Lesegeschwindigkeit pro Minute. Sie können dann im Laufe der Zeit auf Geschwindigkeit trainieren, indem Sie Ihre Leseleistung erhöhen. Versuchen Sie beim Lesen von Texten mehrere Wörter auf einen Blick zu erfassen, indem Sie Ihre Blickspanne erweitern.
6. Seien Sie misstrauisch gegenüber Ihren und anderen Ansichten. Überprüfen Sie Ihren Standpunkt und den der anderen. Bemühen Sie sich, eine Sache oder einen Gegenstand von verschiedenen Seiten oder Perspektiven zu betrachten. Bewusst leben heißt auch, die Sensibilität unserer Sinne wieder neu zu entdecken und zu entfalten. Sehen Sie sich Ausstellungen an. Entdecken Sie wieder die Farben und Formen der Natur.
7. Lassen Sie sich nicht durch Hektik durcheinander bringen. Fragen Sie sich immer wieder selbst, wie gut Sie heute drauf sind und wie Sie sich Ihren Aufgaben gewachsen fühlen. Unterscheiden Sie bereits beim Aufnehmen einer Information deren Wichtigkeit. Machen Sie sich bewusst, welche Bedeutung gerade diese Information für Sie haben könnte: privat oder beruflich.

8. Nur wer sich entspannen kann, sichert sich langfristig eine gute Aufnahmebereitschaft, eine zuverlässige Wahrnehmungsfähigkeit und ein bewusstes, zufriedenes und erfolgreiches Leben und Arbeiten.
9. Achten Sie beim konzentrierten Wahrnehmen darauf, dass Sie vermeidbare Störungen – Radio, andere Gespräche und Ablenkungen – ausschalten, weil darunter sowohl Ihre Genauigkeit als auch die Belastbarkeit leiden. Man kann aber erfolgreicher sein, wenn man sich unvermeidbarer Störungen rechtzeitig bewusst wird und wenn man sich darauf einstellt.
10. Bewahren Sie sich auch in kritischen Situationen Ihren Humor. Und: Lernen Sie zwischen den Zeilen zu lesen und zu hören. Das ist ein gutes Konzentrationstraining.
11. Lassen Sie sich Zeit beim Einprägen neuer Wörter. Unser Gehirn braucht Zeit zum Ordnen und Merken. Gewöhnen Sie sich an, sich bei der kleinsten Unsicherheit zu vergewissern, damit Sie ganz sicher sein können. Scheuen Sie sich nicht, in Nachschlagewerken nachzusehen, auch wenn das von anderen als unnötig angesehen wird.
12. Je mehr Sie über Gelesenes und Gesehenes nachdenken und das Wesentliche zusammenfassen, desto stärker trainieren Sie Ihre Merkfähigkeit.
13. Hören Sie in Gesprächen genau hin, welche Wörter andere gebrauchen. Damit erweitern Sie nicht nur Ihren Wortschatz, sondern verbessern auch Ihre Merk- und Aufnahmefähigkeit. Lesen Sie hin und wieder ein anspruchsvolles Buch und eine Fachzeitschrift. Sie erweitern dadurch Ihre Sachkenntnis und Ihre Kompetenz.
14. Nehmen Sie sich für schwierige Entscheidungen Zeit. Lassen Sie sich nicht unter Druck setzen. Entspannen Sie sich zwischendurch kurz. So haben Sie mehr Chancen für eine richtige Entscheidung.

15. Negativ-Formulierungen zeigen nicht nur unsere Unzufriedenheit. Sie machen uns auch selbst unzufrieden. Mit positiven Formulierungen denken wir auch positiv. Das macht uns zufriedener und sympathischer.

16. Gehen Sie mit mehr Aufmerksamkeit durchs Leben: Achten Sie darauf, dass Sie von den Waren des alltäglichen Lebens, die Sie kaufen, wissen, was diese kosten. Trainieren Sie beim Einkaufen Ihre Zahlenlogik, indem Sie die Unterschiede zwischen Einfach- und Sparpackungen ausrechnen und vergleichen.

17. Schaffen Sie sich Eselsbrücken, damit Sie sich schwierigere Sachverhalte merken.

18. Sammeln Sie Sprüche und Redensarten, die Ihnen gut gefallen, und wenden Sie sie auch regelmäßig an.

V.

So führen Sie eine Lecithin-Kur durch

Viele werden nun den Wunsch oder vielleicht sogar die Notwendigkeit verspüren, Naturlecithin einzunehmen. Jeder wird eine andere Motivation dafür haben: Menschen, die vergesslich sind, die Konzentrationsschwierigkeiten haben, Menschen, die an Nervosität leiden, die immer müde sind, stressgeplagt durchs Leben gehen, andere wieder, die kleine Alltagssünden entschärfen wollen, aber auch solche, die Gallensteinen, einer Lebererkrankung, zu hohen Cholesterinwerten, einer Arterienverkalkung oder einem Herz-Kreislauf-Problem vorbeugen wollen.

Die Frage wird vielfach lauten: Wie nehme ich das Lecithin ein? Woher bekomme ich es?

Alle wissenschaftlichen Studien wurden mit hochwertigem, reinem Naturlecithin durchgeführt, das aus der streng kontrollierten, biologisch angebauten Sojabohne kommt. Die deutsche Buer-Forschung hat ein spezielles, aufwendiges Herstellungsverfahren entwickelt, bei dem das Lecithin ohne Bleichmittel und ohne Trägersubstanzen gewonnen wird. Durch die Verwendung bester Rohstoffe wird ein hoher Grad an Reinheit und Stabilität erreicht.

Die vielen Einnahmeformen des Naturlecithins

Im Rahmen der deutschen Buer-Forschung wurden verschiedene klassische Formen der Lecithin-Darbietung für die tägliche Anwendung entwickelt.
So steht heute das Naturlecithin aus der Sojabohne in verschiedenen Formen zur Verfügung. Die Wirkung ist die gleiche. Nur die Darreichung ist anders.

- Die klassische Form ist wohl das traditionelle Naturlecithin in der Flasche, überall bei Jung und Alt bekannt. Es handelt sich um ein wohlschmeckendes Tonikum. So weit der Arzt nicht anders entscheidet, nimmt man im Rahmen einer Kur mindestens 3 bis 8 Wochen oder als Langzeitdarreichung 3-mal täglich 1 Esslöffel – je 20 Milliliter – davon. Es ist immer sinnvoll, die Flüssigkeit langsam im Mund zergehen zu lassen, sodass bereits die Mundschleimhäute Teile der Wirkstoffe aufnehmen können. Bei starker Belastung kann die tägliche Dosis verdoppelt werden.

Das Tonikum enthält Alkohol und sollte daher Leberpatienten, Alkoholkranken, Epileptikern, Hirngeschädigten, schwangeren Frauen und Kindern nicht verabreicht werden. Für sie gibt es Lecithin in anderen alkoholfreien Formen. Diabetiker können das Tonikum einnehmen. Sie müssen nur bedenken und einberechnen: Die Tagesdosis von 3 Esslöffeln Lecithin-Tonikum enthält 0,41 Broteinheiten.

- Für alle, die eine festere Form bevorzugen, wird das Naturlecithin auch in Form von sogenannten Compact-Faszikeln angeboten. Sie sehen aus wie Kaubonbons. Ein Faszikel enthält 1,5 Gramm Soja-Lecithin. Wenn vom Arzt nicht anders vorgeschrieben, nimmt man 3-mal täglich 1 Faszikel. Auch hier kann die Dosis bei starken Belastungen verdoppelt werden.

Wichtig für Kinder: In den Lecithin-Faszikeln ist kein Alkohol enthalten. Wichtig für den Diabetiker: Die Lecithin-Faszikel sind frei von Kohlenhydraten.

- Bei vielen sehr beliebt ist die Form des Lecithin-Granulats. Es hat keinen Geschmack und enthält ebenfalls keinen Alkohol und keine Kohlenhydrate. Man nimmt 3-mal täglich 1 Esslöffel, lässt das Granulat im Mund zergehen und trinkt dann reichlich Flüssigkeit nach. Diese Form ist nur in Deutschland erhältlich.
- Dann gibt es das Naturlecithin in Form von Dragees, besonders geeignet für Kinder. Man nimmt 4 Wochen lang 3-mal täglich 2 Dragees. Auch sie enthalten keinen Alkohol. Diese Form ist nur in Österreich erhältlich.

Ein Elixier wie das »tapfere Schneiderlein«

Ein Nachwort

Kennen Sie das Märchen vom tapferen Schneiderlein? Können Sie sich noch erinnern, als man Ihnen in Ihrer Kindheit die Geschichte erzählt hat? Da traf der kleine Schneider bei der Arbeit in seiner Werkstatt »Sieben auf einen Streich«.

Als er diesen Erfolg auf eine Schärpe stickte und damit unter die Leute ging, da sollten alle voll Ehrfurcht und Respekt denken: Das waren sieben gefährliche Feinde. In Wahrheit waren es sieben Fliegen. Das war für meine Überlegungen nicht so wichtig. Wichtig war die Aussage »Sieben auf einem Streich«.

Und sehen Sie: Dieses Märchen ist mir spontan eingefallen, als ich das vorliegende Buch geschrieben habe. Ich möchte als Resümee das Lecithin – im übertragenen Sinn natürlich – mit diesem tapferen Schneiderlein vergleichen. Mit sonst keiner anderen Substanz kann man so viel auf einmal erreichen. Man bekämpft nicht sieben, sondern noch viel mehr gesundheitliche Probleme. Mit der Einnahme von Lecithin kann man Gesundheit erhalten, gezielte Prävention betreiben.

Man kann aber auch bereits vorhandene Alltagsbeschwerden, Ansätze zu Erkrankungen und gesundheitlichen Störungen erfolgreich bekämpfen. Sie haben es ja im Buch gelesen: Lecithin hilft gegen schwache Nerven, ein schlechtes Gedächtnis, gegen mangelnde Konzentration. Es verhilft zu Vitalität, Immunkraft und Liebeskraft.

Es schützt vor Stressfolgen, Müdigkeit, frühzeitiger Arterienverkalkung, zu hohen Cholesterinwerten, Prüfungsangst und Gallensteinen. Wo gibt es sonst noch eine Substanz, mit der man das alles erreichen kann?

Und damit wird das Naturlecithin ein klarer Fall für die Hausapotheke. Im Grunde genommen sollte es dort nicht fehlen. Denn es gibt immer einen Anlass im Leben, der es erfordert, Lecithin einzunehmen. Das war auch der Grund, warum ich Ihnen die Geschichte des Lecithins erzählen wollte. Weil ich der Meinung bin, dass wir alle über so ein faszinierendes Lebenselixier viel mehr wissen sollten – im eigenen Interesse. Für unser Wohlbefinden, für unsere Gesundheit, für unsere geistige und körperliche Fitness.

Literaturnachweis

Heinrich Kessler, Volker Götz: Lecithin – Testverfahren bestätigen die traditionelle Indikation. Verlag Kirchheim, Mainz, »Der Allgemeinarzt«, 16. Jahrgang / 2/ 1994.

Hardo Sorgatz: Zum Wirkspektrum supplementären Lecithins auf das Verhalten. »Natur und Ganzheitsmedizin« 6/1993, Schattauer Verlag, Stuttgart.

Hardo Sorgatz: Einfluss von Lecithin auf die Gedächtnisleistung. »Fortschritte der Medizin«, 104. Jahrgang, Heft 34, Urban & Vogel, München, 1990.

Hardo Sorgatz: Wirkung von Lecithin auf Befindlichkeit und Konzentration. »Fortschritte der Medizin«, Heft 11/1990, Verlag Urban & Vogel, München.

Dieter Kupke: Beeinflussung kognitiver Funktionen durch Lecithin. »Natur und Ganzheitsmedizin«, 6/93, Schattauer Verlag, Stuttgart.

M. Panijel: Therapeutische Wirksamkeit von Lecithin bei Gedächtnis- und Konzentrationsstörungen. »Therapie Woche«, Heft 48, 1986, Verlag G. Braun, Karlsruhe.

D. Kupke, U. Schmidt, H -J. Reimann: Einfluss von Lecithin auf erhöhte Blutfette. »Die medizinische Welt«, 38/87, Schattauer Verlag, Stuttgart.

Meruna: Effektive Zusatzbehandlung der Hyperlipoproteinämie mit Lecithin neben einer Standarddiät. »Therapie Woche«, Heft 14/1988, Verlag G. Braun, Karlsruhe.

Jens Bielenberg: Lecithin – Renaissance eines bewährten Wirkstoffes. »Naturheilpraxis« 9/96.

Volker Götz, Dieter Kupke: Spezifisch wirkende Tonika auf der Basis von Lecithin. 3. Auflage, 1987, medizinisch-wissenschaftliche Abteilung Roland, Hamburg.

Gaby Miketa: Lustkiller Stress. »Focus« 42/1995.

Reinhard Holunder: Gedächtnis-Fitness-Programm, Band 1 – 4, Hamburg.

R. Alexander: Therapeutische Erfahrungen mit Rein-Lecithin. »Deutsche Ärzte Zeitung« Berlin, 7. Jahrgang/ Nr. 334.

J. Pütz, Ch. Miklas: Lecithine – Heinzelmännchen der Natur. Aus »Gesundheit mit Kräutern und Essenzen«, Hobbythek, vgs-Verlag, Köln.

I. Hanin, G. Pepeu: Phospholipids – Biochemical, Pharmaceutical and Analytical Considerations, Plenum Press, New York and London, 1990.

C. W. M. Adams, Y. H. Abdulla: Polyunsaturated phospholipids and experimental atherosclerosis. In Schettler: Phospholipide, G. Thieme 1972, Stuttgart.

R. und M. Altmann: Phospholipids associated with vitamin C in experimental atherosclerosis. »Arzneimittel-Forschung«, Nr. 30/1980.

G. B. Ansell: Form and function of phospholipids. Elsevier Verlag, 1982.

A. Barbeau: Lecithin in neurologic disorders. »New England Journal of Medicine«, 299/1978.

H. D. Belitz, W. Grosch: Lehrbuch der Lebensmittelchemie, Springer Verlag, Berlin-Heidelberg-New York, 1982.

M. Cobb, P. Tukki: Lecithin supplementation in healthy volunteers. Nutrition Metab. 24/1980.

Deutsche Forschungsgemeinschaft: Zur Bedeutung der Fette in der menschlichen Ernährung. Verlag Chemie, 1983.

Deutsche Gesellschaft für Ernährung: Ernährungsbericht 1984.

R. Grossklaus: Lecithin – Ernährungsphysiologie und Bedeutung für die Diätetik heute. »Aktuelle Ernährungs-Medizin« 4/1978.

C. und M. J. Halhuber: Sprechstunde: Herzinfarkt. GU Ratgeber Verlag, München, 1979.

G. Hauser: Bleibe jung, lebe länger. Scherz Verlag, München, 1981.

M. J. Hirsch, R. J. Wurtman: Lecithin consumption increases acetylcholine concentrations in rat brain and adrenal gland. »Science« Nr. 102/1978.

R. Juchems, W. Gross: Zur Einwirkung von Cholin-Phosphatiden auf die Blutlipide. »Therapeutische Mitteilungen« Nr. 4/1964.

E. Kautsch: Beurteilung und Behandlung der Leberverfettung. Medizinische Monatsschriften 10/1962.

M. Kiese: Pharmakologische Wirkungen von Phospholipiden. In Schettlers »Phospholipide«, Georg Thieme Verlag, Stuttgart, 1972.

J. Klemm: Die Leberfunktion von bestrahlten Tumorpatienten mit und ohne essentielle Phospholipide. In Schettlers »Phospholipide«, Georg Thieme Verlag, Stuttgart, 1972.

D. Lekim: Diätetische und klinische Erfahrung mit Soja-Lecithin – ein Überblick. »Ärztezeitschrift für Naturheilverfahren« 23/1982.

L. M. Morrison: Serum cholesterol reduction with lecithin. Gereatrics Jan. 1958.

H. Noshi: Fundamental studies on the formation and the dissolution of cholesterol gallstones. J. Nara Med. Assoc. 29/1978.

Werner Schäfer, Volkmar Wywiol: Lecithin, der unvergleichliche Wirkstoff. Alfred Strothe Verlag, Frankfurt am Main, 1986.

G. Schettler: Über die Behandlung der Fettleber mit Lecithin. »Deutsche Medizinische Wochenschrift« 78/1953.

P. G. Seeger: Lecithin, ein Stabilisator der Zellstrukturen und Regulator des Zellstoffwechsels. »Krebsgeschehen« Nr. 4/1972.

B. Stoll, U. Scholz, W. Haase: Gibt es eine sinnvolle Lebertherapie?

J. Toouli, P. Jablonski, J. McWatts: Gallstone dissolution in man using cholic acid and lecithin. »Lancet« 2/1975.

D. H. Zeisel: Lecithin in health and disease. Shuaj & List, 1985.

Für alle, die es genau wissen wollen:

Wer ist Prof. Hademar Bankhofer?

Millionen Menschen lesen seit Jahren seine Ratgeberbücher, hören seine Gesundheitstipps im Radio, lesen seine Kolumnen in Zeitungen, Magazinen oder Illustrierten, sehen seine interessanten Medizin-Magazine im Fernsehen oder seine Auftritte in bekannten TV-Sendungen. Und mancher wird sich schon gefragt haben: Wer ist eigentlich dieser Professor Bankhofer? Woher kommt er? Wie arbeitet er? Was ist er privat für ein Mensch?

Prof. Hademar Bankhofer ist Jahrgang 1941, hat nach seinem Abitur vorerst Jura, dann Publizistik, Germanistik und Philosophie an der Universität Wien studiert. Dann wurde er Zeitungsreporter, Berichterstatter, schließlich stellvertretender Chefredakteur einer Wochenzeitung. Er war nicht immer gesundheitsbewusst. Sein Alltag war das Gegenteil: Stress, hastiges Essen – hauptsächlich Wurstsemmeln und eiskalte Getränke –, Zigaretten, Pfeife. Eines Tages musste er die Rechnung dafür bezahlen: Gastritis, Kopfschmerzen, Nierensteine.

In dieser Zeit lernte er den Radrenn-Weltmeister Ferry Dusika kennen, der damals bereits Aufsehen erregende ernährungswissenschaftliche Studien über die Zusammenhänge von Gesundheit und Ernährung sowie Ernährung und Sport durchführte. Er wurde zum Lehrer Bankhofers, führte ihn in das Wissen der Vollwerternährung ein, machte ihm die Bedeutung von Vitaminen, Mineralstoffen, Spurenelementen, Enzymen und

Ballaststoffen klar. Und Bankhofer erlebte es plötzlich an sich selbst: Mit Kräutertees, Vollkornprodukten, viel frischem Obst und rohem Gemüse sowie mit Mineralwasser als Hauptgetränk, ohne Nikotin wurde er gesund, leistungsfähiger, fit und vital. Er war von der Kraft des naturnahen Lebens überzeugt.

Er stellte spontan sein Leben um, tapfer unterstützt von seiner Frau Lizzy. Und dann kam der Tag, an dem er beschloss, all diese Vorteile eines gesünderen Lebens auch anderen mitzuteilen. Sein Weg als Medizinjournalist war bestimmt. Er begann, Bücher zum Thema Gesundheit zu schreiben. Inzwischen sind es viele.

Heute präsentiert er Gesundheitsmagazine im Fernsehen und schreibt Woche für Woche seine Tipps in Zeitungen, Zeitschriften und Illustrierten für rund 6,5 Millionen Leser. Er hat bisher 34 Ratgeberbücher zum Thema Gesundheit geschrieben. Längst ist er nicht bloß der Medizinjournalist. Er hat inzwischen selbst begonnen, wissenschaftlich zu arbeiten, sich ununterbrochen auf dem Gebiet der Medizin und der gesunden Ernährung weiterzubilden.

Er arbeitet eng mit führenden Ärzten, Naturheilexperten und Ernährungsfachleuten in aller Welt zusammen, besonders intensiv mit dem Institut für Sozialmedizin an der Universität Wien, aber auch mit dem Linus-Pauling-Institut, dem größten Ernährungsforschungsinstitut der Welt.

Er war mehrere Jahre Dozent an der Akademie für Ganzheitsmedizin auf Schloss Freyenthurn in Klagenfurt und danach Dozent an der Donau-Universität Krems, beide in Österreich. Er ist Mitarbeiter des deutschen Institutes für medizinische Vitamin- und Mineralstoff-Forschung in München, sitzt im Vorstand der deutschen Gesellschaft Medizin und Gesundheit für risikofreie Therapie in Oldenburg und gehört der internationalen Kommission zur Wahl der Arzneipflanze des Jahres in Bonn an. Er sitzt auch im Kuratorium des Vereins zur Förderung der gesunden Ernährung und Diätetik in Aachen. Und er ist ehrenamtlicher Mitarbeiter der gesundheitspolitischen Konferenz am Europa-Parlament in Straßbourg.

Im Jahr 1991 verlieh ihm der österreichische Wissenschaftsminister Dr. Erhard Busek für seine medizinisch-wissenschaftliche Arbeit mit Zustimmung der Universität Wien den Berufstitel »Professor«. Seit seiner erfolgreichen Vorlesung im Jahr 1990 an der Ruhr-Universität Bochum befasst er sich auch intensiv mit dem Thema »Medizinische Kommunikation in den Massenmedien«.

Er folgte bereits zweimal einer Einladung an die Medizinische Schule der weltberühmten Harvard Universität und einmal an das ebenso angesehene Weizmann Institut in Rehovot, Isreal. Bei einem seiner Aufenthalte in den USA erlebte er mit, wie ein Team von Wissenschaftlern auf Grund neuester Erkenntnisse das Lecithin zum »Lebenselixier des Jahres 1997« ernannte. Sofort recherchierte Prof. Bankhofer weltweit, trug Material zusammen und fasste den Entschluss, das erste populärwissenschaftliche, leicht verständliche Publikumsbuch über Lecithin zu schreiben.

Privat steht Hademar Bankhofer auf dem Standpunkt: Man kann nur überzeugen, wenn man so lebt, wie man schreibt und redet. Daher: Rund ums Haus im eigenen Garten am Stadtrand von Wien baut das Ehepaar Bankhofer nach biologischen Grundsätzen sein eigenes Obst, Gemüse und viele Kräuter an. Den Naturdünger dazu liefern unter anderem die drei zahmen, zutraulichen Ziegen »Sani«, »Marie« und »Therese« sowie die beiden zahmen Schafe »Mausi« und »Minni«, allesamt richtige Schmusetiere.

Bei seinen Tieren findet Bankhofer Erholung von seiner Arbeit, kann so richtig abschalten. Ehefrau Lizzy, eifrig für ihren Mann am Schreibcomputer an der Arbeit, bäckt regelmäßig das hauseigene Vollkornbrot und sorgt dafür, dass immer köstlicher

Kräutertee aus dem Garten bereit steht: Zitronenmelisse, Pfefferminze, Hagebutte, Salbei, Waldbeeren. Und sie sorgt auch dafür, dass jeder Morgen mit Haferkleiemüsli beginnt. Zur Familie gehört noch Sohn Hademar junior, der beim ORF-Hörfunksender Ö3 als Reporter und Redakteur arbeitet, allen bekannt als »Hadschi Bankhofer«.

Ja, und nicht zu vergessen ein vierbeiniger Hausgenosse: der Tigerkater »Liebling« mit weißen Samtpfoten. Einhellige Meinung aller: Er ist der eigentliche Chef des Hauses.

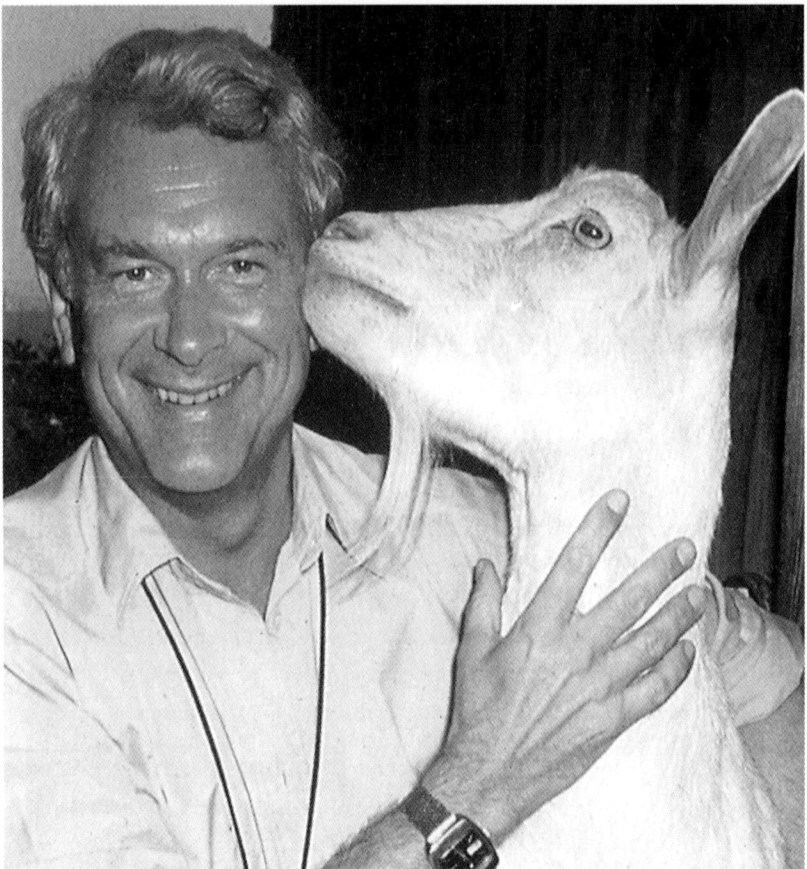